大展好書　好書大展
品嘗好書　冠群可期

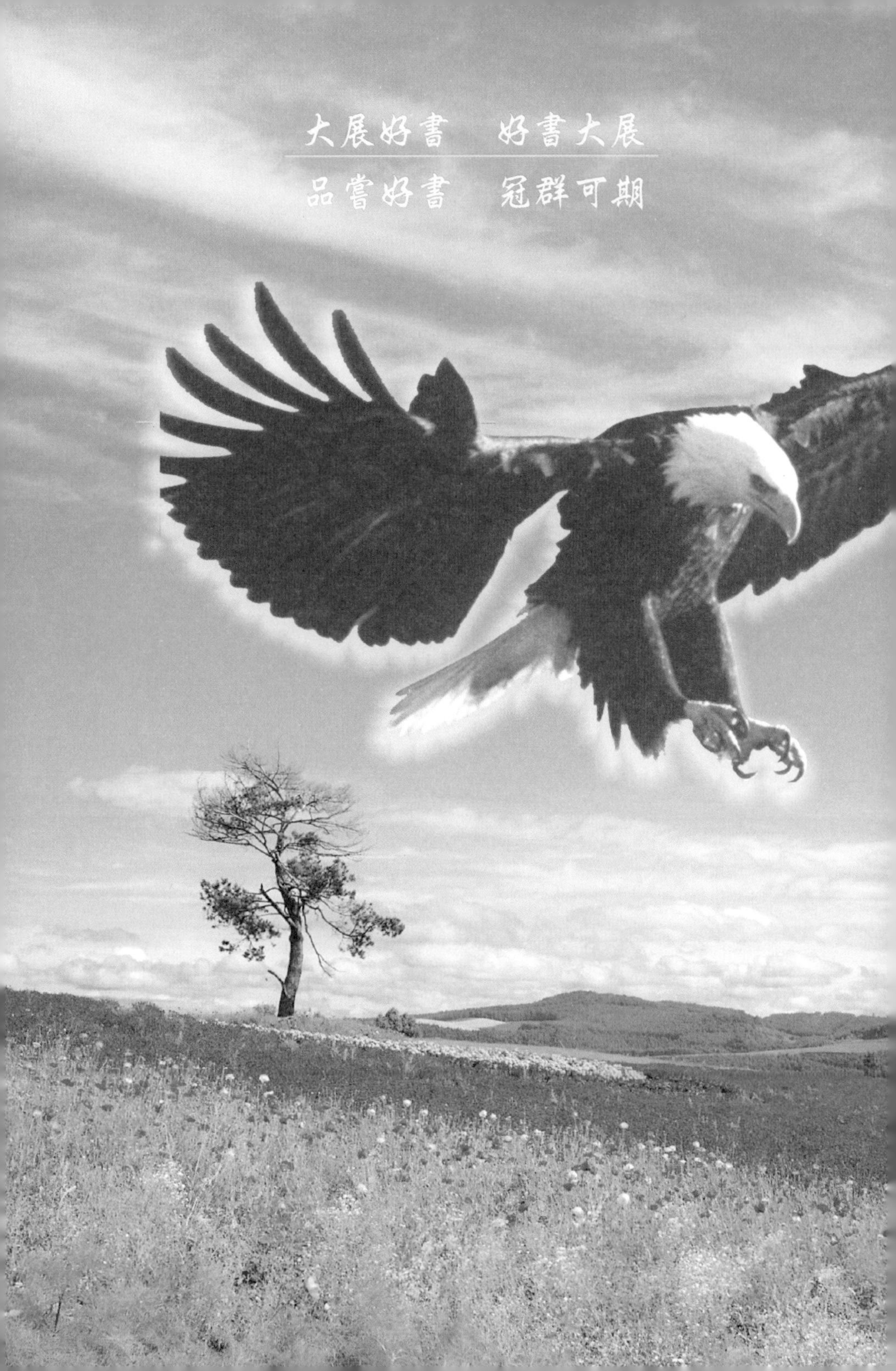
大展好書　好書大展
品嘗好書　冠群可期

元氣系列10

松葉汁健康飲料

治療高血壓、低血壓、胃潰瘍、糖尿病、氣喘、便秘、宿醉的絕佳飲料

陳麗芬／編譯

大展出版社有限公司

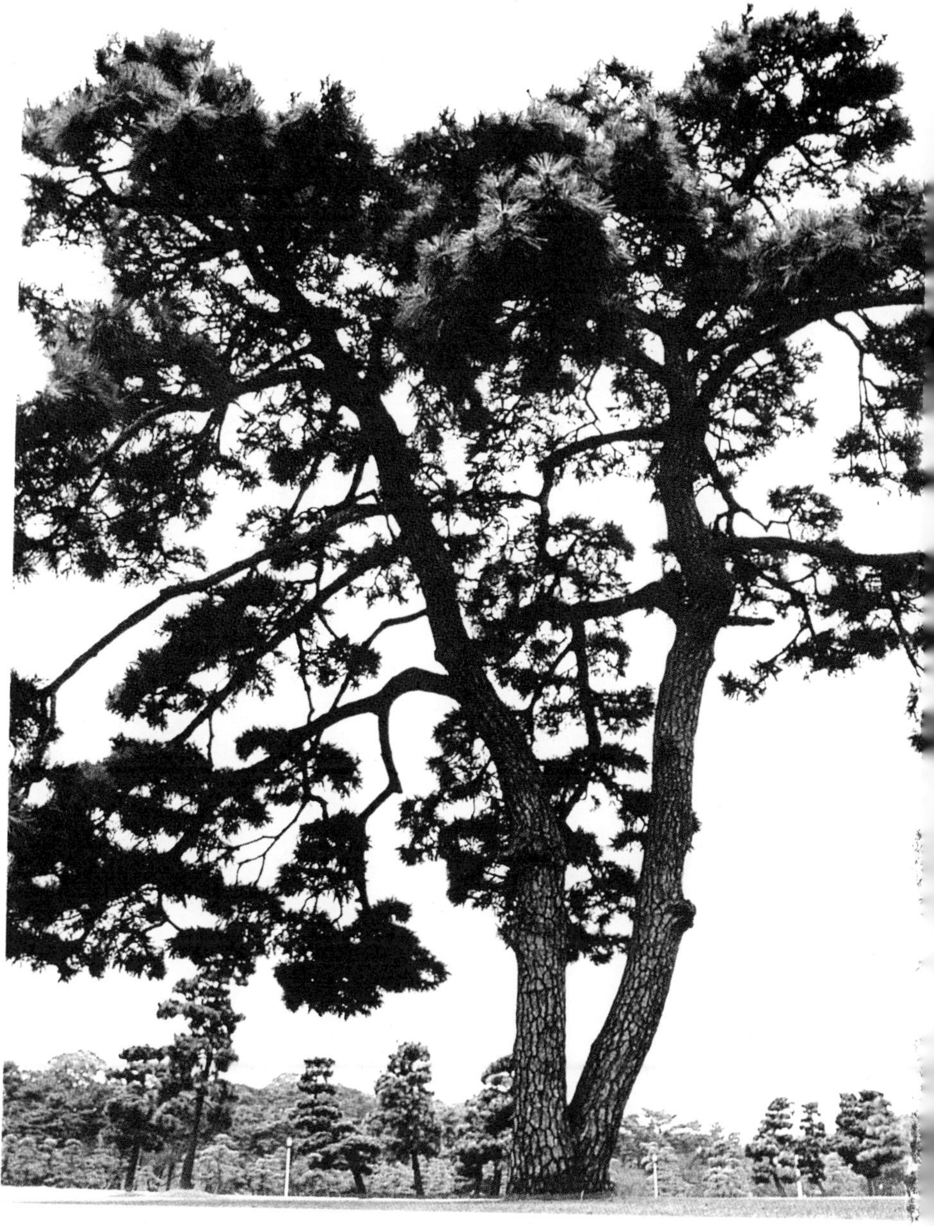

象徵長壽的松樹一年常青的綠葉正證明了堅毅生命的傳承

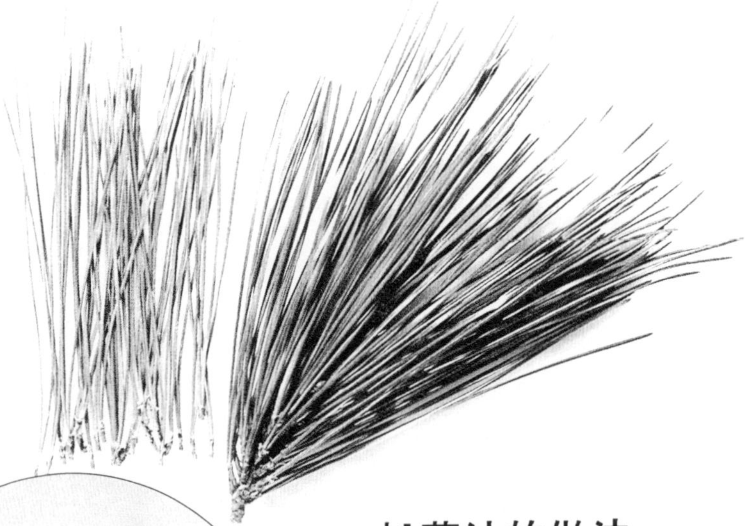

松葉汁的做法

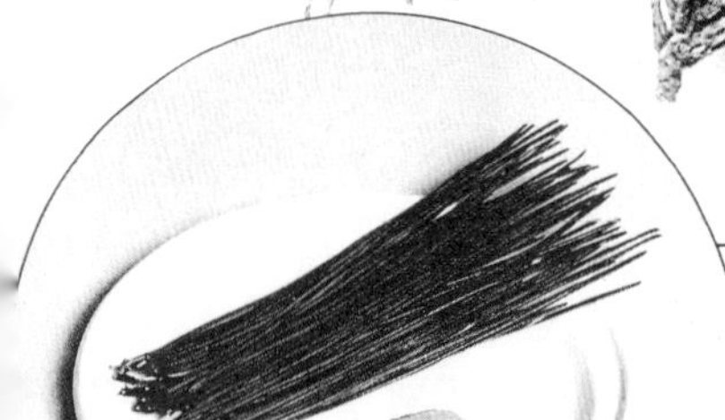

❶

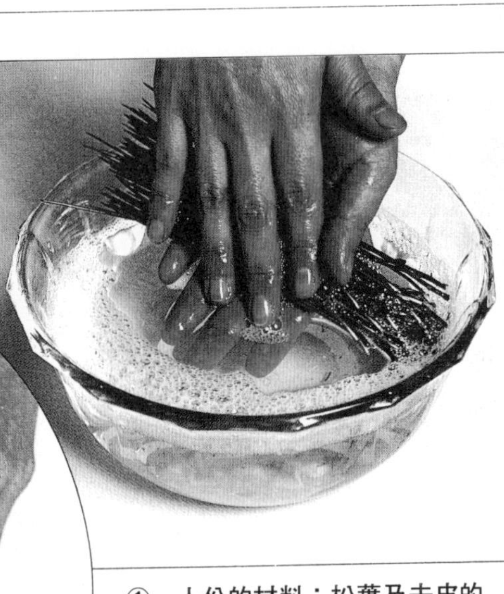

❷

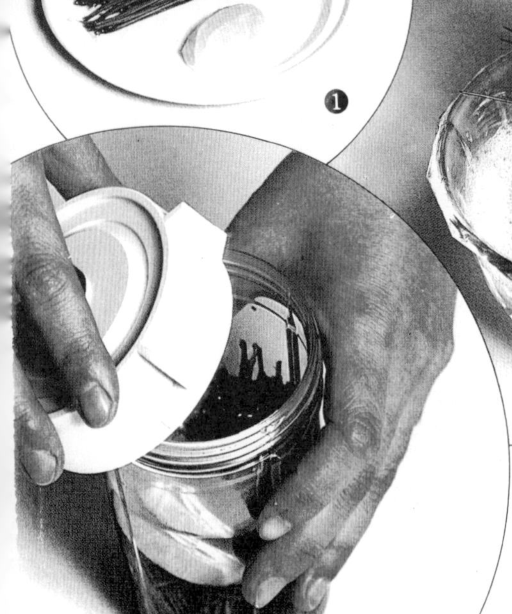

❸

①一人份的材料：松葉及去皮的檸檬四分之一個
②用中性的清潔劑清流松葉，根部松塔部份可以不必除去
③將松葉及檸檬裝入磨碎機的罐裝容器內，再加入一百五十至兩百西西的水

④按下磨碎機的開關
⑤大約四十秒後，一杯綠澄澄的松葉汁就完成了

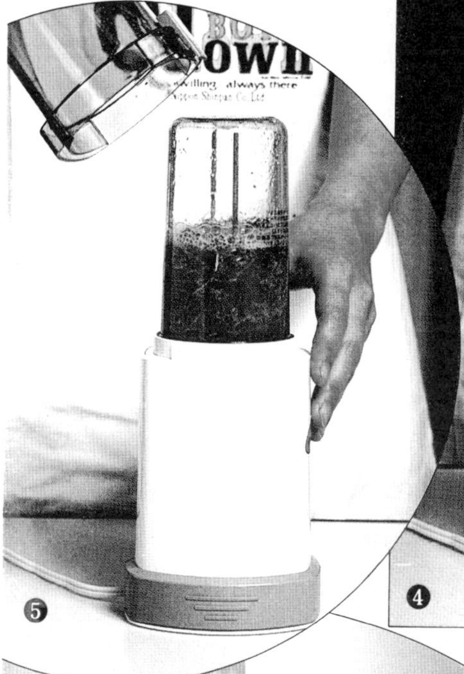

❺

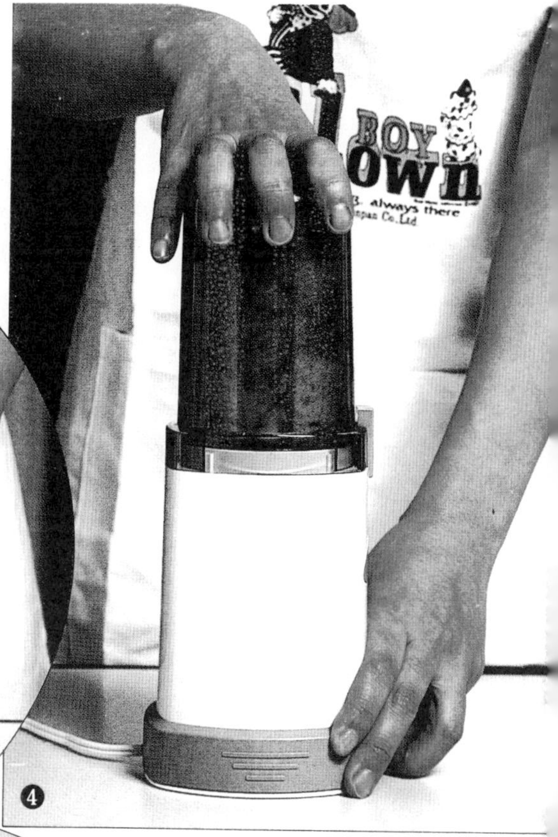

❹

⑥做好的松葉汁用濾網過濾一次

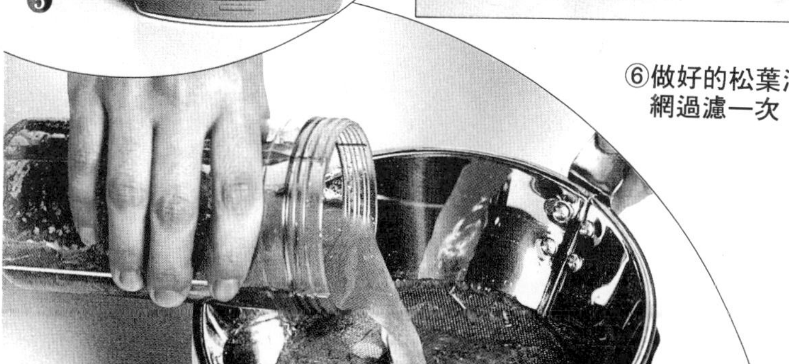

❻

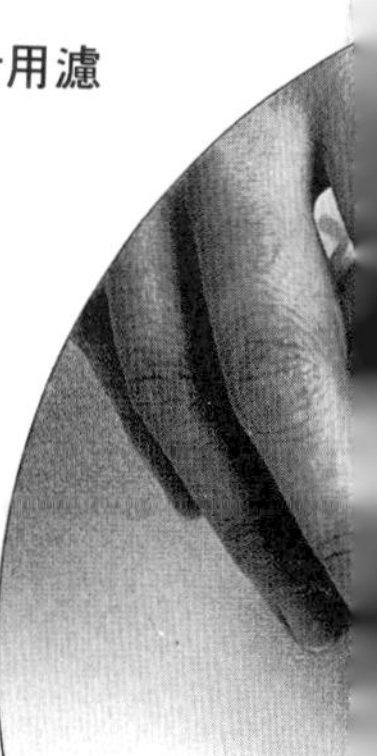

⑦加入適量的蜂蜜

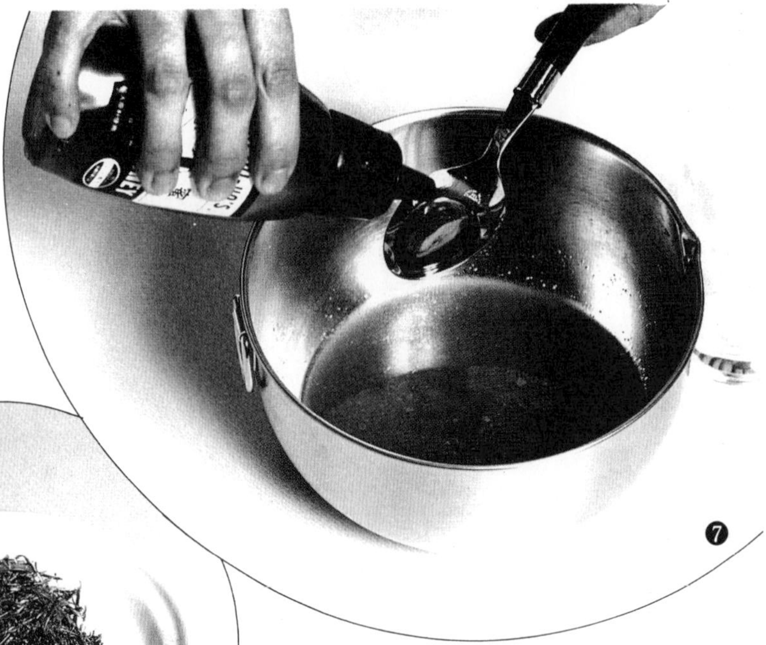

❼

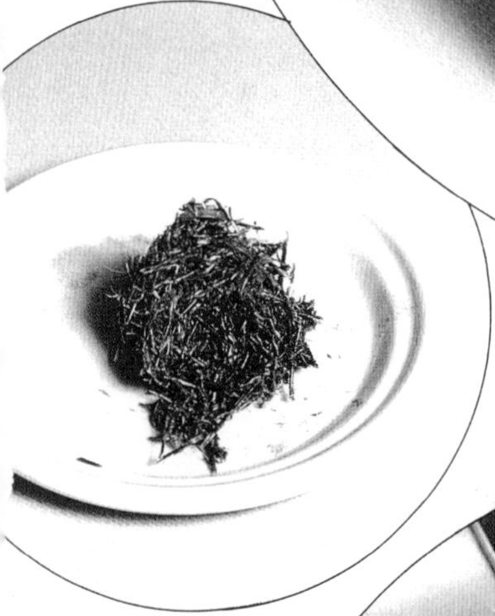

絞碎後的松葉渣

⑧把松葉汁倒入杯子中即大功告成

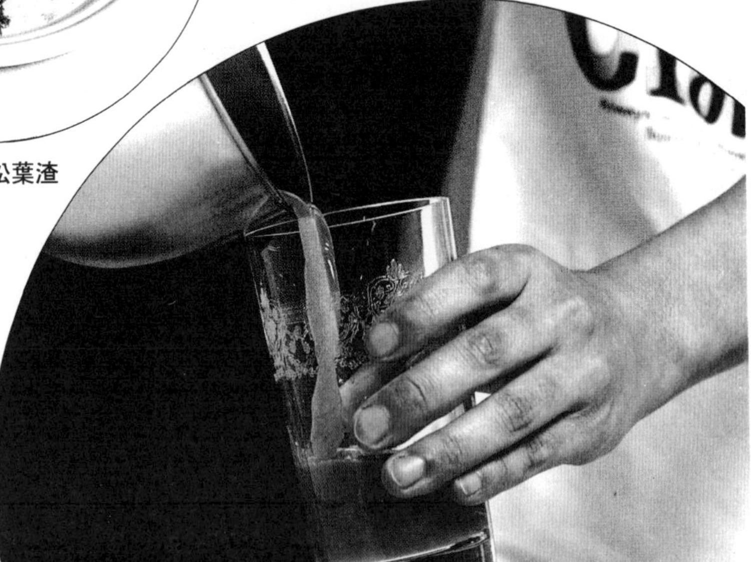

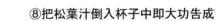

❽

目錄

第二章　為何松葉可以強健身體

第一章　痴呆症因松葉汁而恢復意識

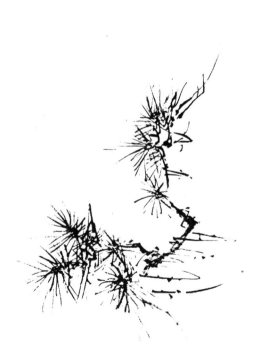

外子的病倒

西元一九八八年三月十日恐怕是我這輩子最難忘的一天吧！

我和外子在金澤市共同經營著一家三十幾年的魚醬料理店。這種料理在外子的家鄉——能登・黑島鎮是頗負盛名的。

所謂的魚醬就是把魚或烏賊的肉及內臟加鹽發酵所做成的一種調味料，而用這種調味料做成的料理就叫做魚醬料理。它具有與衆不同的濃厚美味，像秋田的鹹魚、德島的醃漬魚等等也都是類似這樣的料理。

生為漁夫後代的外子由於從小就接觸魚的關係，因此在海鮮料理上，我能說他絕對有著一身好手藝。而我們的這家料理店也就是靠著他敦厚卻不失健談的個性及其手藝，才能有今天這樣的規模。

以客人為上的外子，即使在店裡很忙的時候也都一直站著做事；只要有客人在，他絕不會坐下來休息。這種對客人最起碼的禮貌正是外子的經營理念。

堅持這種信念的外子，剛巧有一天坐在連接廚房及寢室的門框上。

那正是中午時分有兩位客人用完餐，穿過布簾正要出去的時候。只顧著客人離去的我，卻也直覺地感到有點奇怪，因此就問了一聲：

「老伴，你怎麼啦？」

外子只簡單回了一句：「沒什麼。」

但我一看他的臉，右半邊一直在抽搐著，連講話也語無倫次的，剎那間我想到了這該不會是中風吧？

來店裡捧場的客人中，有些人是醫生，所以經常可以聽到他們談論一些有關醫療方面的事情；再加上我在國中時代曾立定志向要當護士，所以在不知不覺耳濡目染中，也多少學到了一些零星片斷的醫學常識。

憑著這份醫學常識，我馬上判斷這種情形非得將頭放低不可，於是繞到外子背後想抱他到寢室躺下，但此時外子早已意識不清、失去知覺了。雖然我認為應該要馬上叫救護車，但在這種情況下，我想更需有緊急的急救措施，於是我打了電話給住在鄰近不遠剛開業的申東奎醫生。

中醫生從話筒中察覺到事態非比尋常，馬上飛也似地趕過來。

那時候，外子似乎已經移動過了，橫躺在往二樓的階梯上，而額頭大概撞到了樓梯角，整張臉都沾滿了血。

醫生替代了驚慌失措的我，為外子降血壓、量血壓。然後用他的車子將外子送到附近的綜合醫院。原來這是腦梗塞引起的中風。綜合醫院正巧在申醫生的醫院隔壁，所以後來決定將外子轉往申醫生的醫院，並在那進行治療。雖然已經開始為外子注射點滴，但他卻仍舊昏睡著絲毫沒有任何動靜。此時的我只能緊抓著病床無助地獨自哭泣，什麼忙也幫不上。

我邊哭著打電話通知住在靜岡縣的姐姐夫婦倆及年邁的母親。因為已事先通知金澤的朋友，所以一些擔心外子病情的鄰居及老主顧們紛紛趕來醫院探望。另外平常就很照顧我們的鄰家老太太，也帶來一些日常生活用品。

姐組他們是在半夜到達這裡的，看到哭腫眼睛的我及失去意識的外子，誰也講不出一句話，只有屏氣凝神地注視著床上的病人。

隔了一兩天，外子仍舊沒有恢復意識，這更加深了我心中的不安。

醫生告訴我說：「可能會變成植物人。」

一時之間，我的腦中一片空白，接踵而來的焦慮在我心中盤旋不去。持續昏睡的外子常常會說一些像「頭很痛」或是「老伴，睡覺囉！」等等夢話。申醫生說這是因為血管阻塞的地方造成大量細胞的壞死，而細胞開始腐壞時，就會引起頭痛。這對毫無知覺的外子來說實在是殘忍至極的一個打擊。

在醫院的三個晚上，我都是裹著毛毯在沙發上睡著的。甚至連想吃個東西的力氣也沒有，而那些擔心我身體會支持不下去的鄰居們輪流地帶便當給我。我一面感謝大家的好意，一面偷偷地告訴自己得振作下去，將飯和著茶及淚水硬吞進肚子裡。

清醒後忘記了自己的名字

病倒後的第四天，外子恢復了意識。對我來說這的確是個令人雀躍的好消息。但是這份喜悅畢竟只是短暫的，外子雖已清醒，但卻連自己的名字、我是誰都不知道。

我把外子已醒來的消息通知給申醫生，他馬上趕到病房來，直說著：

「太好，太好了！」，並問外子：「這是你太太，知道嗎？」

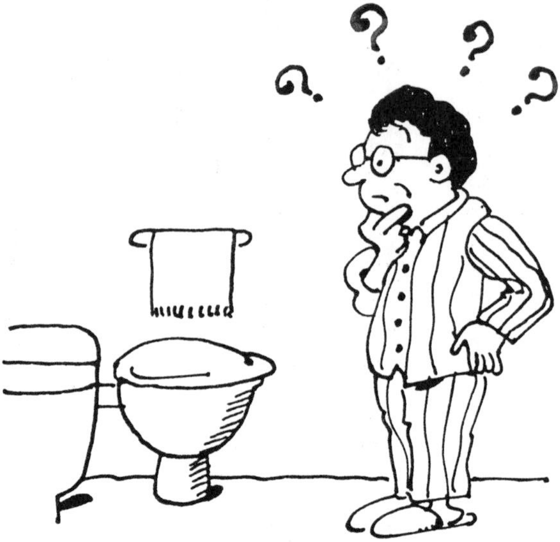

外子只是一臉疑惑地問著：「太太？什麼是太太？」

後來他說想上廁所，於是我便帶他去洗手間。可是他卻連要怎麼大小便也不知道。

沒辦法只好幫他把馬桶蓋掀起來，教他解決這問題。好不容易讓他上完廁所，這次他傻傻地站在那裡。我告訴他要洗手並且要擦手，他卻一個勁兒地問我：

「擦手？什麼是擦手？」

「是用毛巾擦嗎？」

「毛巾是什麼東西？」這樣一來一往的對答後，他看了我一眼然後在一旁傻笑著。

我想難道這就是所謂的痴呆症嗎？四天前還那麼健康活潑的人，現在卻變成這個樣子。

我實在無法接受這個突如其來的事實。

引起外子腦梗塞的是其左後腦的大腦動脈。若以專業口吻來說的話，這個被稱做是左後頭葉的地方就是引發外子中風的病源所在。因為這個部份是腦用來判斷字義及辨別事物的視覺中樞的主要區域。

所以若這其中有大部份的細胞壞死的話，就會導致失憶症的發生。因為這次細胞壞死的範圍相當大，所以連附近的運動神經也受到影響，才會有當初右半身痲痺的現象。我想若沒有了握力，那不知會變成什麼樣子，但是這種情形在過幾天後，隨著血壓的穩定而漸趨好轉。

問題就在於這依然還算是腦的機能障礙。套句申醫生的專業用語，這大概就是「視覺性失認」吧？同時也會有右半邊失明的後遺症。

聽申醫生說：所謂支配運動能力的側頭葉若受傷，那就會引起嚴重的痲痺現象。還有，若是控制智力及感情的前頭葉受損時，那麼就會變成痴呆或個性會變得很兇暴。外子雖然失去了視力，但比起側頭葉或是前頭葉受損所帶來的後遺症，我想他是幸運多了。

若就引起梗塞的地方來說，我想多少是有點幸運的。但醫生卻認為外子將來也許再也無法閱讀任何東西了。可是天下無難事，只怕有心人，我在內心深處立誓著：一定要讓他學會閱讀。

兩人的復健工作

和外子尚未回復意識時的絕望相比，我想現在至少還保留著一線希望。雖然店裡的生意及生活，還有我和外子未來的人生讓我覺得很茫然，但我還是下定決心想試試看。

我在想要用什麼東西才容易記得住字呢？

後來想到：寫著字母的積木或是畫本不就是最好的教材嗎？於是我馬上到醫院附近的玩具店去買。對於沒有小孩的我們夫婦倆來說，過去的生活是與積木、畫本毫無關係的。而今年紀一大把了，卻要為失去智能的丈夫買這些東西，這真是筆墨也難以形容的悲哀。

從那天起我開始幫外子做復健工作。首先我把有字的積木擺在病床的棉被上，讓他從字母開始學習。但即使再三反覆練習他仍不懂；打開畫本，給他看兔子或是雞的圖片他也完全沒有反應。甚至連唸自己的名字、時鐘、電視或電話等等，也只是機械式地重複我說的話，馬上又忘記了。

外子會自己說的話只有「什麽是看？」「什麽是讀？」而已。

在他學會自己洗澡時，看到鏡中的自己，竟會張惶失措地用手帕掩住自己的臉。

大約在住院的一個月後，已到了櫻花盛開的季節。但是，這對於歷經波折身心俱乏的我來說，卻只是擁有春天已經遠走的暗淡回憶。

在外子失去記憶的這段日子裡，他的精神狀態也開始變得很不安定。我想這應該就是腦機能障礙所帶來的後遺症之一吧。

以前他是個溫厚、不常大聲說話的人，現在卻常常會突然放聲大哭起來，或是因為一些微不足道的小事而發脾氣大叫。

對於這種情況不知如何是好之下，我想到了民間煎煮艾草來喝的傳統療法。

在我記憶中，以前就聽說過艾草有安定精神及淨化血液的功用，和中醫生商量後，他也覺得這個方法值得一試，於是我便開始著手去找尋艾草。

慶幸的是在醫院前的那塊空地上就長著滿滿的艾草，我把它摘下來清洗乾淨，陰乾後煎煮，以它代茶給外子飲用。像荷蘭芹菜、人參或是蘿蔔的葉子、變種油菜等等也都可以連同艾草做成菜汁來喝。

當外子在喝這種菜汁時，來巡視病房的申醫生也都會要求來一杯，我說不出醫生這樣的舉止到底好在哪，但對於渴望獲得援助的我來說，他的親切助人不僅深印在我心中，也讓我有足夠的勇氣可以支持下去。

到了五月，外子已經可以離開病房外出了。因此，每天我都會帶他回家待個二、三個小時，情況不錯時，也會去逛逛百貨公司。出外散步時，我會把招牌上的字一個一個地讀給他聽，然後解釋說明一次。

吃飯的時候，會一一地問他：「筷子是拿在右手或是左手？」藉由類似這樣的問答，想從日常生活中來達到復健的效果。但這樣的努力真的會有效果嗎？最近我有一次指著自己問他：

「這個人是誰？」

他已經會說：「是太太吧！」

還有我問他：「那她叫什麼名字呢？」他也會回答。

這和他什麼都不懂的時候比起來，實在有很大的進步。但除此之外，他還是什麼都不會，病情也是時好時壞的。

曾經有一次因為我太心急，想用一個禮拜來訓練他時鐘的讀法，但此時外子的血壓馬上上升，並且精神呈現很緊張的樣子。這時我才深切體認到「欲速則不達」的道理啊。

雖然後遺症看不出病情是否有好轉，但在七月十六日時就已經可以出院回家。歷經約四個月的住院生活，總算可以告一段落了。

想殺了外子

我相信任何東西都可用來幫助復健，因此回到家後，我馬上叫外子去拿菜刀，我想藉此也許可以讓他回想到以前他手執菜刀烹調料理的習慣，但這終究只是我的空想罷了。我把刀子遞到外子手上後，他竟把刀口向上用來切蘿蔔。

經過一個月的調養，我們決定在九月重新開張營業。雖然我心裡有些不安，但我想工作應該也在復健工作之內，因此我讓外子嚐試做以前做過的工作。同時也向店裡的客人說明了這個情形，希望他們也能協助這項復健工作。

常常有一些家屬不願讓腦中風的患者在別人面前出現，但那樣的話，對患者本身是毫無幫助的，雖然他的舉止反應並不十分令人滿意，但若是因為他表現得不好而把他藏起來，那我覺得還不如積極地去面對他，說不定更能讓他恢復記憶。

客人們也能體諒我的心情，常常會隔著櫃臺說些：「老闆，來些生魚片。」之類加油打氣的話。每到這個時候，他似乎又找到以前手握廚刀的本能。不可思議的是雖然他只有左眼看到東西，但他也不會切到自己的手而能俐落地做好料理。

平時他仍是無法清楚地了解事情，有時還會為突如其來的頭痛及血壓所苦。但最折磨我的卻是外子暴躁的脾氣。

有時他會因一點小事而大發雷霆，看他面紅耳赤、怒目相向胡亂地叫罵著：「為什麼你聽不懂我講的話？」時那種令人畏懼的樣子，真是令人無法忍受。有時在一怒之下他還會打我耳光。

就像我前面一再重複說的，外子是個敦厚老實的人，所以，從我們結婚以來也從沒有過大聲叱責，甚至會舉起拳頭打人的事發生。如今這一切都變了，我實在也已精疲力竭支撐不下去了。

我也曾經怒火大發，和外子大吵一架，那時他的血壓又上昇差點不支倒地。事後他馬上忘記了剛剛生氣的事，只剩一臉的落寞，看到他這副可憐的樣子我的眼淚不禁又流了下來。

這樣的事接連不斷地發生著。已經感到厭煩的心情漸漸地開始支配我的想法。即使每天用積木教他唸字，他也老是記不住，而一股勁地讓他喝艾草汁，也沒有期待中的效果出現。心情沈重之下，一連幾天我都失眠了。半夜，看著睡在我身旁的外子，腦中突然浮現了這樣可怕的想法：

「殺了他，然後我再自殺。」

萬一無法自殺時，那麼即使這輩子要在監牢中過日子也無所謂，我實在無法照顧這樣一個失去基本謀生能力的病人。

每天就陷在絕望的深淵裡苦惱著是今天做，還是明天做？怎麼殺他呢？是要趁他睡著時用細繩勒死他嗎？

我決定在十一月二十五日那天晚上動手解決這個累贅。

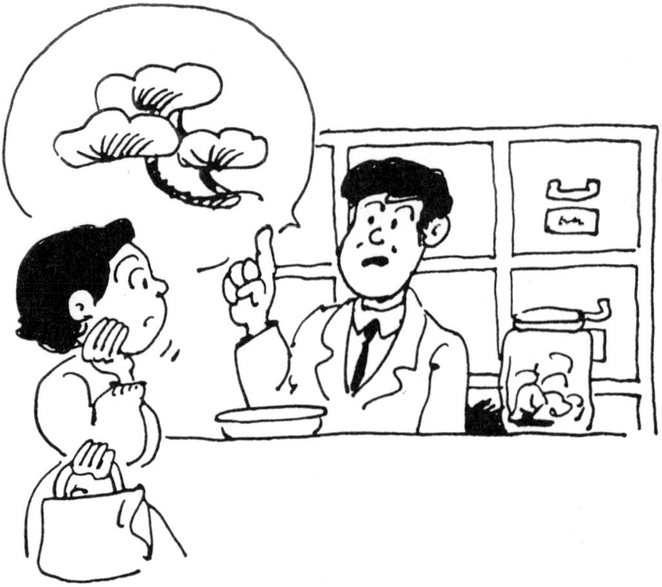

中國藥草展

在決定今晚動手後，我卻難過得淚流不止。在淚眼朦朧中，我無意地翻閱著報紙，卻意外地看到上面有幾個偌大的字寫著「中國藥草展」。

原來這是金澤市內一家有名的百貨公司開幕的廣告。我仔細看著這則廣告，心裡想著這種中國藥草應該可以用來醫治外子的病吧？這也是陷入絕境的我所能依賴的最後一線希望。

報紙上寫著藥草展是從今天開始，我想反正就只有這麼一次，賭賭吧！若這條路也行不通，到時再談自殺吧！至今回想起來這真是件瘋狂的事，但當時的我卻真的是如此鑽牛角尖的人。

下午四點的時候，我拉著外子的手來到了這家百貨公司。展示區是在八樓，但櫃子裡的藥草卻只能看，不能買。我有點失望，但仔細一看，那裡約有十個身著白衣像中醫師的人在解答群衆的疑問，我想既然特地來到這裡，總要有點收穫。於是我拜託了一位像是在旁翻譯的人幫我把在附近那位年約五十多歲的人請過來。透過翻譯我說明了外子的病情。然後那位中醫師問我：

「像你所說病情如此嚴重的人，是不可能會走路到這裡的。你有給他服過醫院以外的藥嗎？」

於是我告訴他有給外子服用過艾草汁，那個人不僅誇我做得好，還對我說：

「艾草汁已經不管用了，你可以試看看松葉汁。」

以前我從來沒有聽過松葉對人體有益，但現在除了這條線索外，我也無計可施了。而且在山上或是海邊都看得到松樹，既然我買不起昂貴的藥材，那麼就給外子喝這種松葉汁吧！

我覺得似乎出現了一線生機。但要如何做松葉汁呢？因為經營料理店的關係，我十分清楚所有烹調用具的功能。但這其中真的會有能夠磨碎堅硬松葉的器材嗎？榨汁機是沒辦法切分這麼硬的纖維；果菜機也只能削切，而無法榨汁。

我自言自語地乘電扶梯下樓，就在到達四樓時，不知為什麼那裡擠滿了人。我好奇地走近人群一看，原來是岩谷企業在為公司所生產的調理用具做宣傳。

這種將榨汁機及果菜機功能合而為一的磨碎器，它能在瞬間削切乾松魚，還能在短時間內做出一杯人參汁。

原先在想著榨汁機及果菜機的我，竟忘記了身邊的外子，而毫不考慮地撥開人群走向前去。我仔細地看了這東西，發現它似乎是專門用來研磨材料的，我想再沒有其他調理器比它更適合用來做松葉汁。

於是當場買了一臺帶回家。至於松葉到花店就可以買得到。

讓他喝了松葉汁後

首先我就把松葉原封不動地放進研磨機中，正如所想的一樣，松葉被磨碎了，但其苦澀的味道實在是難以下嚥。因此我就加上一點水再放入大約一把的松葉，這次雖做成了一杯綠澄澄的松葉汁，但還是很難喝。

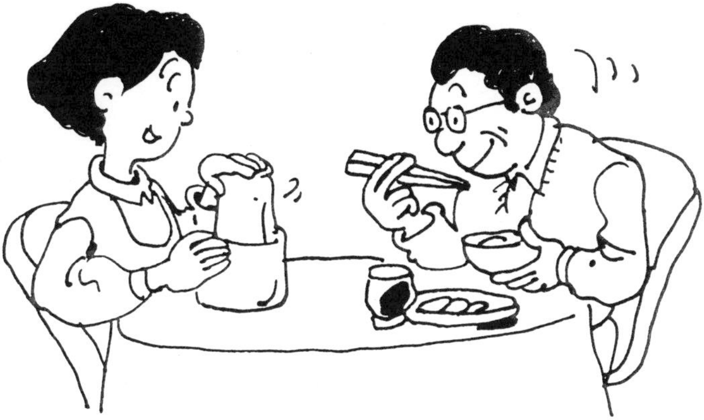

我想若要除去松葉獨特的味道，是有必要加入一點香料的。平常做菜所使用的香料，通常是柚子和檸檬，但由於季節的關係，柚子還沒有上市，因此我就用檸檬來做香料。為了要讓它更好喝，我也加了點蜂蜜進去。

松葉的數量和水的多寡及檸檬和蜂蜜用量，我曾經試了幾十次，大概過了一、二個小時吧！好不容易才做出一杯可以當果汁般飲用的松葉汁。味道就像青蘋果一樣，連我自己都覺得很好喝（有關松葉汁的做法請參照一三一頁）。

現在我不再給外子喝艾草汁，而只給他喝松葉汁。並不是早、午、晚上都飲用，而是他渴的時候，以它代茶來給他喝。我一天也喝個四、五次。我知道他目前的康復情形，但還是不敢有太大的期待。連我自己也覺得身體狀況比以前好了很多。

就在喝了松葉汁後，約一個月的某天早上。如往常般我邊吃早餐，邊指著筷子問他：

「這是什麼東西？」

我想今天他大概會和昨天回答的一樣。卻沒想到他竟回答說：

「我知道，這是筷子。」

剎那間，我真懷疑是我的耳朵有問題，怎麼可能教了好幾個月都不會的東西突然間他懂了？我想這也許是松葉汁的功用所帶來的反應吧。

如惡夢般的一年終於過去了，我迎接著嶄新一年的到來。外子自從上次知道筷子那件事以來，身體狀況日趨好轉。問他的問題幾乎都回答得出來。連我做的菜也知道是什麼菜名；會話方面的應對也很得體，不僅反應變快，也不會再說些牛頭不對馬嘴的傻話了。但是這其中最讓我欣慰的是，他不再亂發脾氣。即使要生氣，他也知道自己為何生氣而能控制即將爆發的情緒。

在發病的一年後，也就是在我知道松葉汁用處的半年後，他已經能和以前一樣處理好家中所有的事。五月的時候，他也能和朋友們一塊兒坐車去旅行了。

在旅程的歸途中，外子突然說他想唱歌，而他最擅長的就是民謠。在西元一九七九年曾經在德川將軍的領地——能登・黑島中以天領太鼓為題材，創作了一首廣為人知的「天領太鼓頌」。另外他以徒手舞為主所編成的「能登黑島之鐘聲」亦獲得很高的評價。而在那年榮獲金澤市文化祭執行委員會的表揚。

就像以前一樣他也有唱得不好的時候，但這次由於朋友在一旁的鼓勵，終於讓他把一首歌唱完了。此時車內的掌聲此起彼落著，每個人都誇他唱得好，外子也高興地流下淚來。

現在他已經能自己一個人外出買東西。雖然在電話應答中他老是表現得不盡理想，但值得欣慰的是他已勇敢地往前跨出一大步。

當然，從住院以來他還是持續在服用一些可以幫助血液循環及安定血壓的藥，但若沒有這松葉汁的幫助，我想病情是不可能那麼快就好轉的。

二度住院

隨著病情的好轉，我總算放心了不少。但卻在旅行回來約一個月後我再嚐到了失望的痛苦。

那是有一天我們兩人到外頭去吃壽司的時候，外子突然開口說：

「真奇怪，我覺得我的眼睛好像突然變亮了。但是彷彿有許多黑色的小東西飛到我眼睛裡。」

我以為他所謂的眼睛變亮了，準是失明的右眼已經復原，可以看得見東西。

我想還是先帶去給申醫生檢查看看，到了醫院後，申醫生介紹我們去看眼科。眼科醫生在看完外子的眼睛後即表示他無能為力，並指點我們立即去金澤大學醫院就診，我懷著忐忑不安的心情趕到醫院。當醫生宣佈是視網膜剝離須馬上住院時，我幾乎要暈過去。

離上次出院不過才一年的時間，好不容易病情稍有起色，現在又得要住院了；而且這次可能還會有眼睛失明的危險。為什麼所有的不幸都要降臨在我們身上呢？還有那未知的醫療費也將成為偌大的心理負擔。

我知道網膜剝離也是腦梗塞的後遺症之一。外子在這之後雖然接受了四次手術，但網膜依然無法回復其功能，結果右眼還是失明。因為開了四次刀，外子顯得很頹喪。而我除了擔心他會體力不濟外，也怕過多的痲醉藥會對他的腦有負面的影響。

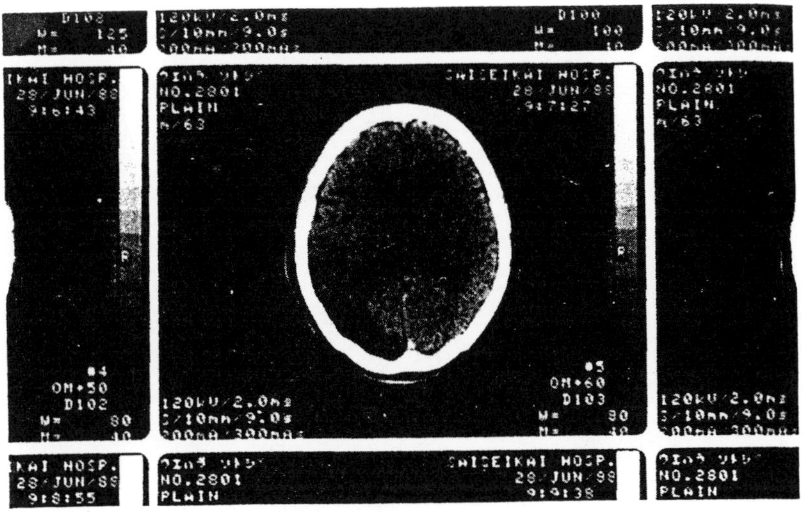

斷層掃描下外子腦部的照片（左下部為患部所在）

沒想到我的擔心結果還是成為事實。最後一次手術後，外子的病情又回到和以前一樣惡劣的狀態。所有的東西不僅忘得一乾二淨，字也全部都不認得了。

但是我並不焦急，因為我相信松葉汁對於外子的病情應該還有絕對的幫助。在這段住院期間，我還是繼續給他飲用松葉汁，漸漸地，我覺得他體內的痲醉藥似乎在消褪中，大約一個星期後，他又恢復記憶。

就在他接受眼睛手術時，同時也做了腦部斷層掃描檢查。當醫生知道他患有腦梗塞後，也著實納悶了許久。因為外子血管梗塞的範圍相當大，照理說應該是坐在輪椅上才對，可是他卻能自由行動，實在是讓醫生百思不解。

外子的右眼雖然已告失明，但由於手術後情況良好，所以，在十一月三十日就能出院回家了。

外子生於西元一九二六年是九個兄弟中的老么。在他十五歲時即志願加入特攻隊，在飛行基地接受特種訓練。不久戰爭終於結束了，因為他以參與飛行為人生的重要目標，所以兩眼的視力也極好。可是萬萬沒想到在他晚年時，卻因為這些中風的後遺症讓他失去了右眼的視力，而僅剩的左眼情況也不是很好。

常常他會用手遮住右邊的眼睛看東西。視力的減退導致他行動上的困難。即使在這樣的情況下，外子仍不灰心，依然為店裡的工作忙碌著。我知道他眼睛不好，所以也會幫他做一些打掃、清潔的工作。

每次看到他，我總是這樣地安慰自己：「這世上有很多雙目都失明的人，而幸運的是他並沒有完全失明。想到當初他病倒後，我絕望地失去生存意志，而此刻的情形我想對我來說已算是莫大的幸福了。」

大衆傳播引來的熱烈迴響

能讓外子病情好轉的原因除了靠中醫生適當的醫療處理，及外子本身的堅強意志力外，我想，也是因為我深信任何東西都有助於病情的好轉，所以才沒有錯過用松葉汁來治病的機會。

對於外子日益好轉的病情，一些鄰居及老主顧們都覺得很不可思議。甚至還有目睹外子發病當時的人如此不解地說道：「我實在不敢相信，當初病得這麼嚴重的人，現在竟變得如此神采奕奕。」

我始終相信松葉汁對人體有益。因此，也常建議那些和外子一樣為病所苦的人飲用松葉汁。這樣一傳十、十傳百，現在這附近的人幾乎都愛喝松葉汁。

在我們家附近有一間神社，甚至聽說因為有人每天晚上都去偷拔社內的松葉回家榨汁飲用，因此神社內的松樹已經都快變禿了。

這則笑話在幾年前被當地的報社裡的一名記者聽到，於是以它為題做了一篇報導，隔天刊載在報上「樹木的精靈」專欄中。雖然只是一篇短短的報導，但由於他整理得非常詳盡，所以我在這做全文的介紹。

※　※　※

在金澤市鎮內經營料理店的上原先生，對外宣稱松葉汁是他治病的良藥。而他開始飲用松葉汁是在一九八八年十一月二十五日開始，一九八八年三月間上原先生因腦梗塞而病倒，雖然已於今年出院，但由於其痴呆及語言障礙的影響，所以要完全康復恐怕是不太可能。比如說他會把「啤酒」唸成「酒啤」，或是常常會忘記自己說過的話。

他的妻子在一次偶然的機會裡，從一位中醫師口中聽說松樹在中國是仙人們的食物，所以她抱著姑且一試的心情開始讓她先生服用松葉汁。從飲用後的第二個月開始，病情已有顯著的好轉，而今他已能重新再站起來面對他未來的生活。

松葉汁一人份的材料是十公克的松葉，加上一百西西的水及四分之一個檸檬，再把它放入研磨機裡，然後用濾網濾除其松葉渣滓，最後加入蜂蜜，早晚喝一次。如此一來，實現了料理店老闆重回工作崗位的夢想。

聽他以流利的口氣說著：「這些材料就好像完全免費的一樣。」我實在無法想像他曾經是一位痴呆症的病人。

從報上刊載這則消息的那天起，我便接到了好幾通來詢問詳情的電話。其中也有人特地到我家拜訪，來了解實情的。一如每個人曾經問及的，我不厭其煩再三重複著這些神奇的經歷。

※　　※　　※

而這件事更被廣播界大肆宣傳著，這次決定要把它搬上螢幕，在日本電視節目——「早晨焦點」中，透過戶外的實地操作介紹松葉汁的作法，這是去年七月二日的事情。

這次的反應更為熱烈，電話從早到晚響個不停，我想一天大概有三百多通吧！連吃飯的時間也被電話給佔去了。其中還有人因為電話一直佔線，好不容易打通了，而向我大吐苦水的。

而詢問的內容，除了松葉汁的作法外，還有研磨機的選購，及對何種病情有效等等，甚至還有人問我「松葉要去哪裡買？」及希望我能送他松葉的情形。

聽說由於播放此節目的電視臺也接到了許多詢問的電話，所以電視臺的負責人已經能憑記憶說出松葉汁的份量及作法。而應觀衆的要求，所以決定破例再放映一次。

第二次的重播依然引來了熱烈的反應，連我們的鄰居也接到了許多求助的電話。因為沒有完全記錄下來，所以也不太確定到底有多少通電話，我想若以全國來算的話，至少該有一千通以上吧！

這樣廣大的迴響引起了電視臺的興趣。這次決定在晚上七點的「大追蹤」節目中做一系列的介紹。由名作家青島幸男先生擔任主持人，以痴呆症為主題，針對我們及其他組夫婦的案例做報導。

除了介紹松葉汁外，還穿插了外子康復的經過、醫院及申醫生、附近鄰居的一些訪問。當然也對松葉的藥效做了一番深入的探討。

這個節目播出後同樣地引起了很大的迴響。我們又要忙於這接踵而來的電話詢問了。這段期間，我們也接到許多以前來詢問有關松葉汁的做法，因而治癒的感謝函及電話，其中也有人直接登門道謝。

比如，有一個住在金澤市內一位年約四十五歲的太太，她因長年的風濕痛苦無對策之下難過得跑來找我。她給我看她那因風濕而變形的手，並且說她每天痛得只有以淚洗面。在這樣的情況下，除了無法做家事外，甚至還延誤了女兒的親事。我不確定這松葉汁是否對她的病情有所幫助，但不管怎樣我還是把作法告訴她。

過了二個多月後，這位太太笑容滿面地跑來找我，我看見她原本變形的手已經完全回復平常，現在也能在廚房做家事而無所牽絆了。再過二個月後，她跟我聯絡時，腳已能自由行動而健康地生活。

此外，還可聽到一些成績不理想的考生因為喝了松葉汁後，不僅頭腦清楚了許多，也較能集中注意力，而考上自己心中理想的志願。還有曾和外子一樣為腦梗塞所苦的患者，也因為喝了松葉汁而回復健康。

另外有個住在富山的人，因此而治好腳部痙攣的毛病，醫生告訴他這是因為體內的血液受到淨化的結果。除此之外，還有一些治癒便秘、下痢、高血壓、糖尿病、肩膀酸痛、痔瘡及使白髮變黑的詳細報導。

我也是因為和外子一起飲用松葉汁，所以長年的痛風也不再發作。以前高至過二百的血壓，現在也維持在一百三十左右，因此我也毋需再服用降血壓的藥了。相對地，我倒沒聽過有人因為服用松葉汁而搞壞身體的。

在這樣的流行之下，有關松葉的詳細報導也愈來愈多。我曾聽過有人說過這樣的事：

「大概是距今四、五年前，有一位住在石川縣的老先生在山裡採蘑菇時遇到山難，二十天後才被發現。這時他的腰、腿已經無法直立只能坐著。到醫院檢查後，主治醫生非常訝異他的身體狀況竟然出奇地好。在他說明這段期間的一些遭遇後，才知道這位老先生因為沒有食物，所以就吃附近的松葉來填飽肚子。」

平常這種情況下即使餓死也不足為奇的事，現在反而有助於健康，我想由此更可以證明松葉是相當好的一種健康食品。

聽說在中國讓肺結核患者喝煎煮的松葉湯，便能去痰治病。還有一位曾去台灣旅行的觀光客因為在當地感冒而不停地咳嗽。他在半信半疑下服用了當地人給他的一些松葉碎片，沒想到竟讓他止咳了。

有一位韓國的大學教授來到我們店裡，在聽過有關松葉汁的傳聞後覺得很新奇，這樣說道：「日本人也吃松葉嗎？韓國在很久以前就把松拿來做藥材了。」我也聽過一些戰前住在韓國的人說過，在韓國到處都可以看到有人在吃松葉。

還有一位女客人她的丈夫以前也曾因腦梗塞而病倒，她說她也是把松葉用手搖碎肉機把它研磨成汁來飲用。而她的丈夫同樣地也在大約一年後病癒。

除了這些傳聞外，聽說在爬山時邊吃著松葉邊爬就不會氣喘如牛；還有為了避免暈船，漁夫會以嚼松葉來替代口香糖。

外子在回復健康後，這樣地說著：「以前我外公是位木匠，他也常常用一種類似石臼的器具來研磨松葉，我小時候也曾喝過，但只記得它苦澀的味道卻不知道它有如此神奇的效用啊！」

自己也可以取得松葉

從開始飲用松葉汁至今已經過了二年多。記得我第一次接觸到松葉時，對於松樹的一些特性完全不了解。而今我已經能和很多人透過松葉的資訊來相互交流，甚至還知道更多有關松葉的知識。

外子病情的好轉是許多人有目共睹的。現在他已經可以自己來做復健的工作，還會和客人開開玩笑。他從不會錯過電視新聞，而且還能完全吸收了解報導的內容。甚至他還會把世界注目的焦點——波斯灣戰爭的演變趨勢說明給我聽。至於旅行或是走山路他已能輕鬆自如地應付。

但我覺得他最了不起的一點就是：當自己說錯話時，他會馬上發現而改正。

外子對於他病倒後所發生的事這樣地說著：

「我完全不記得生病時的事，即使在我恢復意識後我還是什麼都不知道。總覺得腦袋空空的，連我老婆也不太認得，但卻有種似曾相識的感覺。當時字也不會唸，什麼都不會，就像是一個呆子。……不過，自從喝了松葉汁後，總覺得體內有一股活力不斷地湧現出來；腦袋也比以前清醒許多。雖然松葉汁有點澀澀的，但經由我老婆的精心調配，它卻變得非常地好喝。」

外子現在不僅做體操及騎腳踏車來幫助恢復體力；還藉由每天讀書來幫助腦部的復健。如今他的握力已經回復到男人平均的四十五至五十公斤。

當然他還是服用中醫生給的藥，但對於松葉汁的功用我仍是深信不疑。但必要的前提是必須先徹底接受檢查才行。即使說松葉汁對身體有益，但倘若現在你已生病，卻只憑自己的判斷而停止了醫生的治療工作，這是相當危險的一件事。

沒有病的人，若為了增進健康而飲用松葉汁我想應該是不錯的一件事。但是你千萬不要認為喝了松葉汁後就能保證身體沒問題。

當身體不舒服時，最好去找醫生檢查看看。身體健康的人，也不要忘記定期做檢查，不要等到生病後才接受治療，我想能避免生病才是最重要的。

還有保持健康雖是一件理所當然的事，但我想最好還是能每天攝取均衡的飲食，及做適當的運動。如此一來，再飲用松葉汁，我想更是相得益彰，也能擁有更強健的體魄。

我會這樣說是因為外子中風的原因就是來自不均衡的飲食。

從小外子就是生活在以魚為主食的傳統社會裡，戰後不知從何時開始，以肉食為主的歐美型飲食風氣改變了原來的傳統飲食。食物中只有肉，幾乎都不吃水果蔬菜。同樣地我也是這樣，曾經有一次我們兩個人去烤肉店用餐，很快就把四、五人份的肉給吃光了。

這樣的飲食習慣造成了外子的血管梗塞，及我的高血壓、痛風，現在我們接受了中醫生的建議，恢復到過去以魚、海藻、蔬菜為主的飲食生活。

多虧外子已恢復了健康，我們又找回以往和樂融融的氣氛。從今以後，我們又可以無話不談，也能一起歡笑。對於外子中風的這件事，我們只是把它當做一場惡夢，還好當初我沒選擇死亡這條路，我心中如此慶幸著迎接嶄新的一天來臨。

第二章　爲何松葉可以強健身體

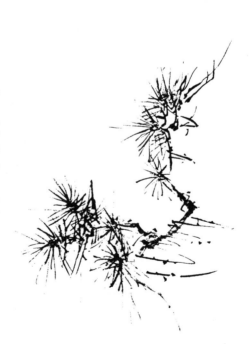

松葉的有效成分是什麼？

松葉治癒了外子腦梗塞的後遺症，就連我長年的高血壓、痛風也都一併醫好了。除了前面所列舉的一些實例外，到底松葉是有何「藥效」能讓身體從各種病痛中復原呢？

我在前面已經寫過我們夫婦上電視的事了。在「大追蹤」的節目裡，邀請到東京藥科大學第一生藥學研究所為我們來做松葉成分的分析。並從其分析的結果中知道松葉中含有葉綠素、維他命A及維他命K等成分。

從其他的資料顯示，松葉除了有葉綠素、維他命A、K之外，也含有蛋白質、磷、鐵質、酵素、精油（植物性揮發油碳化氫之類）、礦物質及維他命C。另外據說也有排除體內廢物、促進新陳代謝的成分。

同節目的醫學博士山內慎一先生如此說道：「所謂松葉的藥效就是所含碳化氫中的不飽和脂肪酸可以溶解造成動脈硬化的膽固醇，而使得血液變得更加清澈，來幫助體內的血液循環。」

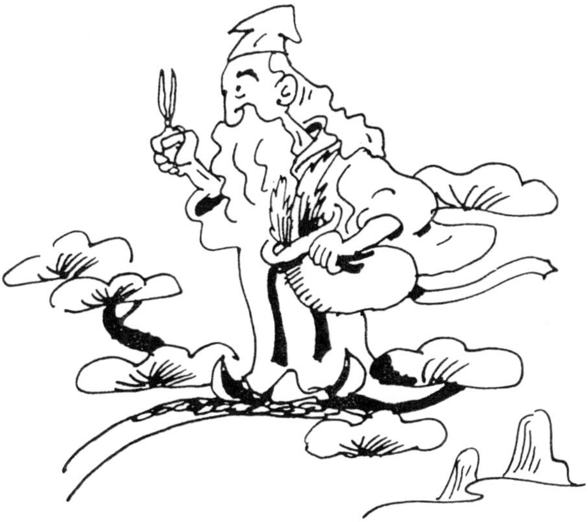

另外做過三十年以上有關松及健康研究的「松葉食品會」會長高嶋雄三郎先生，曾在西元一九八五年出版了一本名為『松葉健康法』的書。在書中對於松葉這樣地描述著：

「我們把生長了千年以上的松稱為松齡。當你在咀嚼松葉時，它就已經幫助你恢復體力、消除疲勞，達到常保活力及健康的藥效了。這是由於松葉能將體內老化的物質以漸序溶解的方式排出體外的關係。目前還找不出可與松葉的神奇藥效匹敵的藥物。也許是因為松葉本身就含有抗白喉的作用存在吧！

在佛教的經典中，為了修行時能有強健的體力於是出現了一種可以強壯強精的妙藥——松。在修行中可分食物及瑜伽兩個階段。在食物方面，就把松葉、黑豆及黑芝麻研磨成乾燥的粉狀，然後每天服用一茶匙的量。由於它有快速生效的作用所以馬上就能增強體力。

聽說後來的日本忍者為了要有過人的體力也大量地服用這種松葉食品。在富山的市售成藥中，松也被拿來當氣喘、頭痛的良藥。

就松葉的三大藥效說來，它具有強化心臟、降血壓及強健體力的功用。還有在貧血方面也有相當的幫助，因為它可以增加體內的紅血球；另外在防止老化方面，也有強化血管的作用。」

拯救部隊生命的「松葉軍醫」

在仙臺市有一位年逾九十高齡而身體卻非常硬朗的橋本敬三先生，他以獨特的醫學觀點救助了很多人。大家都知道他教人要面朝可以幫助人心情愉快的方向來活動筋骨，透過這種省力的方式來治病，也就是所謂的體操療法。

橋本先生在戰時是一位軍醫，在戰後曾被扣留在蘇聯，連同幾千名的日本兵暫時地被安排在收容所裡。由於吃的都是一些很粗糙的食物，所以很多人都因維他命C不足而染上壞血病。

而牙齦出血、全身虛脫及皮膚上出現紅色斑點的患者也有增加的趨勢。於是他就帶領著一些症狀輕微的患者上山採松葉，然後用大鍋來煮成湯給其他患者飲用。除此之外，還叫他們一天要嚼數十根的松葉，藉此來吸收其中的汁液。不久之後，他還把松葉和飯煮在一起，讓士兵們能大量地攝取松葉的養份。

結果所有罹患壞血病的人都因而痊癒。救回了無數的人命的橋本先生，也因此而贏得了「松葉軍醫」的美名。

神仙的食物

在中國古書的『神農本草經』中，將藥分為治病的「下藥」、增強體力的『中藥」及延命助壽的「上藥」三種。

我們活在這世上，有許多「應該要做的事」，比如：工作、建立一個溫暖的家、為了愛我們的人而努力……等等。為了要完成這些應該做的事，首先必須要有強健的身體。所以就這層意識來說，古書所言的「上藥」對我們來說可能就是最重要的了。

而「上藥」中最主要的一部份就是「松」。

在『重修政和經史證類備用本草』書中有提到：

「松有促進毛髮生長，安撫內臟、治療空腹及使人長命之功用。」

之後，在明代的古典草藥書『本草綱目』中也有記載著：「松葉，別稱松毛。帶苦味、性溫無毒。能促進毛髮生長、定五臟、止飢及延壽。」

前面所提在山上遇難卻能平安生還的老先生的故事，不就是松葉藥效的最佳證明嗎？

中國自古就傳說松是「神仙的食物」。事實上，聽說仙人在修道時，除了運用獨特的呼吸法外，也將松葉汁當做「仙人藥」來飲用。修行僧在進入絕食前，會先吃一把的松葉後才開始進行絕食。

在中國也流傳著這樣的故事：從前秦國滅亡時，有許多宮女為了逃避戰亂，於是躲到山中隱居。正苦於缺乏食物來源時，出現了一位山中仙人，並指點她們去食用朝鮮松的果實。照著他的話去做後，果然肚子也不餓，臉也跟著紅潤了起來。據說這些宮女們的頭髮個個烏

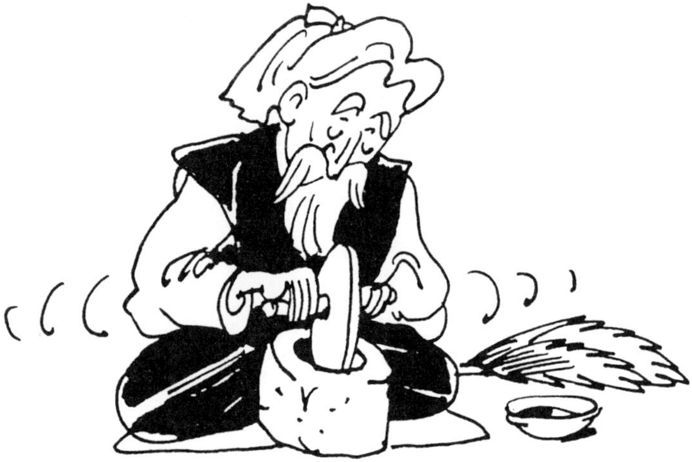

絲如雲，而且都活到三百多歲的高齡。

還聽過有一位被人丟棄在山洞裡的痲瘋病人，在他吃了仙人給予的松脂後經過百餘日，病情竟不藥而癒。

之後他仍繼續地服用松脂，甚至到了一百七十歲牙齒及頭髮都還很健康。

在日本也有類似這樣的傳說。

八世紀至九世紀時的淳和天皇的妃子——女宮如圓就是靠著吃松葉在後武庫山中過著仙人般的日子。從天正年間（一五七三年至一五九二年）的史實記錄看來，當時他仍保持著像二十歲般的年輕。

擁有中藥醫師資格的長崎縣高橋貞夫，在他出版的『藥草的趣味』一書中，對「松」有以下這樣的記載：

「松竹梅」是喜慶的象徵，而其中最重要的就是「松」。門松更是日本在過年期間不可缺少的擺設之一。花語中則有「長壽不老」的美稱。

在日本最具代表的就是紅松和黑松。紅松是屬於山地內陸植物，葉細而富彈性，枝幹呈紅褐色，像極了溫柔的女性，故又叫雌松、女松。黑松的枝幹為黑色、葉子強硬，又叫做雄松或是男松。由於常生長在海風吹襲的海岸上，故又可稱之為海岸松。

紅松大多生長在日本列島的東北部，因此西南部黑松就顯得較紅松多。但在西南部的高山上紅松又佔了大部份。像九州蝦高原的紅松林，就讓南方的九州人享受到了紅松林之美。對自然植林有助益的人工植林，也讓日本以所到之處皆有連緜的名松美林而自豪。日本三景之一的仙臺松島的紅松；佐賀唐津的彩虹松原的黑松及位於日本列島中央的天橋立的黑、紅松混合地帶，正說明了日本紅松和黑松的分佈情形。

而在紅松和黑松的混合地帶，或是在平地至高山的山地間，發現了一種由紅松、黑松自然交配下所產生的混合種。我們通稱它們為雜種松樹。

在民間被當做藥材來使用的就是紅松。

若是沒有紅松，或是在海岸地帶、平地都找不到混合的雜種松的話，也可以使用黑松。松的精華就在於松脂。在中國的古書中也提到：

「老松皮內自然蘊育而成的油脂是最重要的，這比去採松葉或是煮松葉都來得好。而在最深處照不到任何光線的陰脂更是其中的上品。凝結了老松剩餘的精華就成了茯苓。若把千年的松脂溶解就是一般常見的琥珀了。」

松脂也可稱為生松脂，是可以當藥材使用的。其中所含的成份可以概略地分為樹脂及松節油；將生松脂經由蒸餾便可去除松節油。

剩下的樹脂部份就是日本醫藥當局所指定的松脂。松樹依其種類的不同，其所含成份的質與量也會有所差異。

而含有大量松脂的木材及松節部份能被人們拿來當做柴火，就是因為它所含的成份非常多的緣故吧！

以前的爐灶用的柴火如果不是紅松木的話，那麼火勢就不會旺；而黑松並不適合做柴火的原因就在於其內所含的松脂不多，無法做長時間燃燒之故！松脂可以成為治病的藥材，當然拿紅松來做藥材我想也是無可厚非的。

疾病、症狀及松葉的處理方法

除了松葉汁以外，民間也有各種松葉的治療法。若是要簡便易於飲用的話，我建議你還是把它榨成汁，但這僅供參考用。像前面所提及的高嶋雄三郎先生在他的著書『松葉健康法』中也有介紹幾種松葉的處理方法。

另外高橋貞夫在他的趣味的藥草一書中也有做詳細的介紹。至於在本篇文章中所出現的「松葉酒」及「松葉浴」留至後一章再談。

•高血壓——煎煮一把份量的松葉，當茶來飲用。或是先把五十支的松葉用清水洗過，切成一公分的大小，再把它放入研鉢裡加上二杯水。最後用紗布將磨碎的松葉捏擠出汁液。一天喝三次，空腹時飲用更具效果。也可含在嘴裡咀嚼。

•心肌梗塞——飲用松葉原汁。將一把份量的嫩松葉放入研鉢中研磨，加水後混成泥狀，再用紗布過濾一次即可完成。一天分三次來飲用。

•心臟功能欠佳、心臟病——最簡單且最具效果的方法就是隨時咀嚼松葉的嫩芽來吸取它的汁液。或是洗松葉浴。將五十至一百公克的新鮮松葉和艾草、柳葉用小布袋裝起來，然後放入浴缸中即可成為松葉浴。也可飲用松葉酒來強化心肌功能。

•中風——特別是在有言語障礙的情形下，可將紅松的葉切細後用酒煎煮，然後飲用煎煮後的酒。松葉的量大概是二十公克，再加上五公合的酒。這樣的調配下需煎煮至只剩下一半的份量，然後再少量地品嚐。每天嚼松葉也可達到預防中風的效果。

•腦溢血——將紅松、棕櫚葉及大豆各二十公克混合煎煮後服用。若能因此出汗的話，效果更好。

•動脈硬化——將一把的松葉熬煮成稠狀後飲用。或是將五十支松葉的嫩芽用水清洗後放入口中咀嚼。也可在飯前及飯後喝一至二杯的松葉酒。

•腦梗塞——將松葉、棕櫚葉及大豆煎煮後服用。或是咀嚼松葉，讓其葉汁滲透出來，這樣可以淨化血液達到防止血管梗塞的效果。或是煎煮一把的松葉後服用。每天喝少許的松葉汁可以預防疾病。松葉酒也有此功效。

•便秘——將生長在松木下面較為肥厚的松葉取三支放入口中咀嚼。

•急性胃炎——將十公克陰乾的松葉加上三百毫升的水煎煮至剩一半的量，一天三回、空腹時服用。

•下痢——服用松葉汁。

•糖尿病——喉嚨乾的時候，將紅松的葉子用研鉢磨碎，服用其汁液。或是將松葉及檜樹的綠色新芽部份以四比六的比例混合後煎煮。此時要避免接觸肉類食品。

•宿醉——將一把的紅松葉煎煮後服用。

•氣喘——神經性氣喘的患者，可將松葉的嫩芽烤成焦黑，再把這焦黑的粉末塗抹在喉嚨上。或是每天煎煮二十公克陰乾的紅松葉服用。支氣管哮喘的患者，則是要將一把新鮮松葉煎煮後飲用其葉汁。

•陰道炎——將煎煮的松葉湯拿來坐浴。

•過敏性鼻炎——將一把新鮮的松葉或是二十公克陰乾後的松葉煎煮後服用。

•慢性酒精中毒——將一把的松葉煎煮後，一天服用三回。

•眼底出血——每天煎煮二十公克的松葉內服。

•口臭——可以咀嚼松葉來消除口臭。

•痛風——將松葉從熬汁中去除後，將酸痛的手腳浸在約四十度微溫的松葉湯裡。

•壓力症候群——洗松葉澡。

•風濕病——飲用微溫的嫩松葉的熬汁。松葉汁也具此效果。在飯前飲用一至兩杯。

•肺結核、肋膜炎——將松葉嫩芽的花粉部份全部陰乾後煎煮。份量大約十公克左右。

•潰瘍——將一把生的或是陰乾後的松葉煎煮後飲用。

•口腔炎——用脫脂棉花沾取松葉汁貼於患部。

•神經痛——服用松葉汁。

•腰痛——將一把松葉煎煮後服用。

•肩膀酸痛——將一把松葉煎煮後來代茶飲用。

•牙齦腫脹——將煎煮後的松葉汁加上鹽含於口中。或是將松葉燒烤到焦黑後再放到疼痛的牙齒上。也可以將青松葉放入口中細嚼。

•牙周病——將一把松葉用四百毫升的水煎煮至只剩一半的量，等它冷卻至常溫後再用來漱口。或是以脫脂棉花沾附松葉汁貼於患部。也可以將青松葉放入口中細嚼。

（以上是摘錄高嶋先生所著『松葉健康法』）

•將松葉、樹皮或是果實的嫩皮放入水中煎煮來飲用，對於心臟、高血壓及貧血有極大

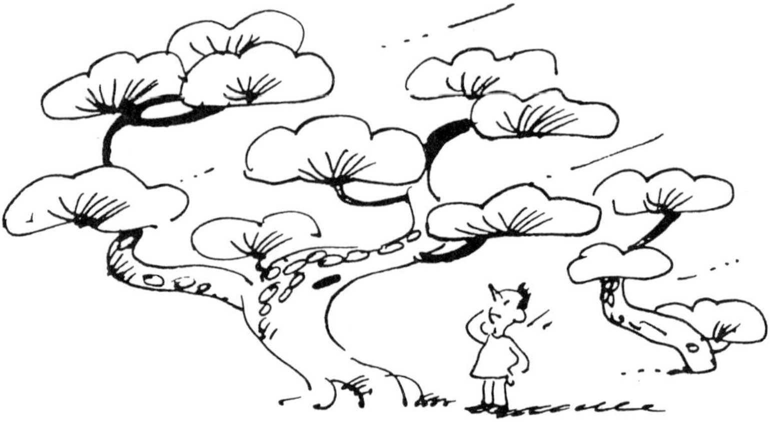

的功效。也能去除神經痛、風濕，幫助腦部機能的運作及防止老年痴呆症。

·將松脂磨成粉狀，每天飲用半茶匙左右的量，可以治癒肺結核。

·使用聲帶過度造成聲音嘶啞時，可將一小把的生松葉放入口中輕嚼，經過半小時左右就能再發出聲音了。

在家裡的話，可以將生的或是已陰乾的松葉放入水中煎煮後當茶來飲用。也可醫治喉嚨痛，具滋養強身的效果。

·牙痛——將十支左右的生松葉放入口中細嚼十分鐘左右即可止痛。也可把松脂填裝於蛀牙內。

·食用松果可以治療失眠症。

•如果要達到長壽的效果，可以先把黑芝痲、黑豆用同樣的份量煎煮再磨成粉末，再用松葉加入半量的黑豆粉末，每天飲用一茶匙即可。

要預防暈車、暈船可把生松葉放入口中細嚼。（以上是摘錄高橋先生所著『趣味的藥草』）

靠淨化血液的作用來防止動脈硬化

說起日本人的三大死因就是癌、心臟病變及腦血管病變。所謂的心臟病變就是心臟血管受阻塞的疾病，其中以心肌梗塞為其代表。而腦血管病變就是指腦梗塞、腦出血等等。我常常會為糖尿病、動脈硬化及高血壓等等慢性疾病所苦。這些慢性疾病一般都稱為「成人病」，在飲食方面的生活習慣中，都可能有導致發病的誘因存在。

這些成人病的共通點均在於血液或是血管發生了問題。一般常說：「老化源於血管，而血管的老化則是從血液開始。」而大家卻在不知不覺中忽略了這麼重要的東西，我們夫婦倆也不例外。

因此我認為能夠淨化人體血液且能預防動脈硬化的最佳途徑就是服用松葉。

在電視播放有關外子恢復健康的報導之後，在二月號的健康雜誌『壯快』中也刊載了有關松葉汁及我們耐心療養的情形。這篇以「痴呆症復原後松葉成為新聞媒體的新寵」為題的報導就佔了八頁的篇幅。曾在電視上發表過研究報告的醫學博士山內愼一先生也在這篇文章中指出：

「松葉的主要營養成份為葉綠素，而其本身就含有各種不同的療效。尤其是補血作用及幫助肉芽組織（傷口復原所隆起粒狀的肉塊）再生的能力優於其他藥品，所以常常用來治療傷口、貧血及胃潰瘍，還可用來做牙周病的漱口劑。

松葉特有的青草味是來自於精油（採自某種植物的芳香性揮發油），這是一種碳化氫類的物質。這種碳化氫近幾年來引人注意的是它含有大量的不飽和脂肪酸（構成脂肪的成份之一，大多含在植物油及魚肉中）。而這種不飽和脂肪酸正有去除血管中膽固醇的作用，如果充分攝取的話，不僅可以防止動脈硬化還可清除血液原有的黏性，讓血液循環更為流暢。

像上原先生飲用松葉汁後而能治癒痴呆症的情形，恐怕就是因為松葉汁改善了腦部的血液循環而賦予腦細胞新的生命，因此才能恢復腦部功能吧！簡單地說，松葉青草味所含的成份的確是對腦部有益的。

除此之外，松葉也對高血壓、腦中風及心臟病有相當大的醫療效果。喝了松葉汁後，它能保持身體的溫暖，去風邪及改善因天冷而頻尿的情形。」

還有高嶋雄三郎先生在其所著『松葉健康法』一書中也提到：

「大約十五年前，從事松葉研究的黑木睦彥博士在分析松葉的主要成份為碳化氫後，發現松葉中的碳化氫因含有大量的不飽和脂肪酸除了能排除體內的膽固醇、加強荷爾蒙的分泌外，也有助於體內組織的新生。」

因此他也做了以下有關松葉有效成份的說明。

「（這是根據宮澤文吾及田中長三郎兩位博士所分析的紅松成份及刊載於『藥用植物的研究』一書中有關黑松的成份所做的資料）松含有乙醇、酯、苯酚化合物及乙二醇；而萜烯、維他命A、C及葉綠素更可視為強壯劑中的主要成份。

乙醇及脂類等物質可以排除體內的廢物、促進新陳代謝，創造一個有朝氣活力的健康身體。而維他命A也有強固黏膜的作用。

另外松葉中的乙二醇也有降低血糖的作用，對糖尿病有相當大的效用。還有極具鴉片、尼古丁解毒效果的松香酸。在分析松葉方面，我們早就知道日本所產的黑松及紅松的葉內含有大量的維他命C。

還有黃酮類中（黃酮醇）的耶爾素青及坎浦爾洛魯，和為精油成份的松油萜、龍腦及加姆非可兒。特別是其中的維他命C及庫耶爾素青，對高血壓也很有效。

維他命C除了有強化血管的功用外，也能抑制精神緊張，而葉綠素則可排除體內多餘的膽固醇。另外維他命A、C及葉綠素的組合更是黃綠色蔬菜的主要成份。而給不常食用蔬菜的現代人補給松葉汁，我想應是達成營養均衡最有效率的方法。

松葉中也含有豐富的鐵質，所以對於貧血很有幫助。但若要在食物中吸收鐵質的話，則必需靠維他命C。因為維他命C的作用可以轉化成易於吸收鐵質的形態，而松葉內含有豐富的鐵質及維他命C，所以稱得上是優良的鐵質補給品。

據高嶋先生所說：「松葉汁能使心肌梗塞昏迷的病人恢復意識，所以它該算是心肌梗塞的最佳特效藥。」

另外他也在書上寫著：「松葉汁能改善心臟病的三大症狀——心跳、氣喘及呼吸因難，另外它也對心臟病所衍生出來的胸痛、浮腫、暈眩等現象有相當的幫助。像過度疲勞、興奮及急躁等等一些對心臟病來說最忌諱的事，也能在飲用松葉汁時奇蹟似地一併忘記。這可能正是古時仙人都擁有健康心肺功能的原因吧。」

本來我的血壓有點偏低，但喝了松葉汁後就略為上升了一點，而現在每次檢查的結果醫生都告訴我已達到最理想的狀態了。

在醫學古書『懷中妙藥集』中亦記載著：「嚼食松葉可以避免高血壓及醫治中風。因腦溢血而病倒的人如果能持之以恆嚼食松葉，那就不會有言語障礙的後遺症發生，也能提早回復健康。」

優良的蛋白質——松葉

我曾在前面寫過松葉中含有蛋白質的成份，而這應該是很多人都不知道的一件事實。但據中日醫藥研究中心與群馬大學內分泌研究所所做的「有關紅松葉內所含成份的研究——乙醇胺溶出氨基酸」（一九八七年）的報告中即明確地指出松葉含有二十四種不同的氨基酸。而其中構成蛋白質的氨基酸就有十九種。這種研究在日本真可算是首創之舉。

要談氨基酸的確是有點專業意味，它是含氨基酸及鹽基酸的有機化合物中的一種，也是構成蛋白質的基本單位。因為它是維持身體機能所必要的重要物質，所以我們特地將其中非要攝取的八種氨基酸稱為「必須氨基酸」。而必須氨基酸無法在體內合成，需經由食物才能攝取吸收。

據這份報告看來，紅松葉中含有下列幾項代表性的有機物質：

- γ氨基酪酸　位於腦部，可促進葡萄糖的分解及靈活腦部機能。具有延腦血壓中樞的作用，可降低血壓。
- 天門冬氨酸　具有生物體內代謝的重要功能。
- 蘇氨酸　必須氨基酸。
- 羥基丙氨酸　構成磷質的成份。
- 谷氨酸　體內氨基酸轉移、反應的媒介。
- 絨膜促性腺激素　膠原，也是蛋白質的一種。
- 甘氨酸　生物體代謝的前驅。
- 丙氨酸　也就是泛酸，是複合維他命B之一，具有生物體生長及代謝的重要功能。也是構成輔酶的成份。

・擷氨酸　必須氨基酸。
・蛋氨酸　同上。
・白氨酸　同上。
・甲狀腺素　甲狀腺荷爾蒙的生成元素。
・苯丙氨氯酸　必須氨基酸。
・離氨酸　同上。
・組胺酸　幼兒發育的必須氨基酸。

發表這項研究的兩年後，中日醫藥研究中心進行了另一項「有關黑松葉內所含成份的研究——與黑松葉中乙醇胺溶出氨基酸的比較」實驗，藉此來檢驗黑松葉中的氨基酸。結果和紅松葉一樣，除了含有膠原、烯化物等等之外，也含有白氨酸、離氨酸等等一些必須氨基酸。但紅松葉中含較多的必須氨基酸。

還有也證明了紅松葉或是黑松葉含最多氨基酸量的時期是在二至五月的這段期間。

從以上的事實看來，松葉的確是優良蛋白質的補充來源。

松葉精可以去除多餘的膽固醇

最近血液內脂肪過高的患者似乎有增加的趨勢。而一般認為這是受到歐美型大量攝取動物性脂肪的飲食習慣所影響。如果仔細研究這個問題時，便可得知這正是動脈硬化引發腦梗塞、狹心症及心肌梗塞的重要因素。

高脂血症所帶來的問題就是膽固醇及中性脂肪。以醫療的觀點來看，只要是一百西西的血清中含有二百二十毫克的膽固醇及超過一百五十毫克的中性脂肪，那麼就有其必要進行治療工作。

在此我先簡單地說明一下有關膽固醇及中性脂肪的基本概念。因為是對照文獻資料解釋的關係，所以希望你們都能了解我的意思。

膽固醇可分一種積聚於血管壁，而導致動脈硬化的劣質膽固醇，及清除血管壁膽固醇的優良膽固醇。兩者若能在體內達成平衡的話那是最好的，但若是劣質膽固醇佔優勢就會產生許多問題。

血液中的膽固醇會以劣質膽固醇的形態慢慢地進入血管壁內，然後沈積下來。結果血管內側漸漸地變細造成了血液很難迅速流通。

如此一來，血管壁會愈來愈厚，而內側則會變得容易剝落，在剝落的地方血液會凝結而形成血栓，剝落下來的物質則會隨著血液在移動中阻塞較細的血管。若是阻塞心臟的冠狀動脈就會引起心肌梗塞，腦血管阻塞的話則會引發腦梗塞。

另一方面，所謂的中性脂肪和皮下脂肪其實是同樣性質的東西。血液中的中性脂肪一增加，就如同膽固醇一樣會促進動脈硬化。說起中性脂肪的害處，就在於它一增加就會減少優良膽固醇的活動量，而導致無法完全清除緊黏於血管壁上的劣質膽固醇。

不管如何適度地控制膽固醇值確實已成了解決心臟疾病，或是腦血管疾病的一大關鍵。因為對生物體而言，一定量的膽固醇是有其必要的。如果沒有了膽固醇，會衍生出其他的問題，所以要如何地增加優良膽固醇及減少劣質膽固醇才是最重要的。

現在我們來看看松葉的有關實驗。圖１（參照六十六頁）是中日醫藥研究中心給實驗的老鼠喝下松葉精後所測出的膽固醇值。

在給藥的一個月後，血中的膽固醇值變成了百分之九十八，已經可以看出它數值下降的

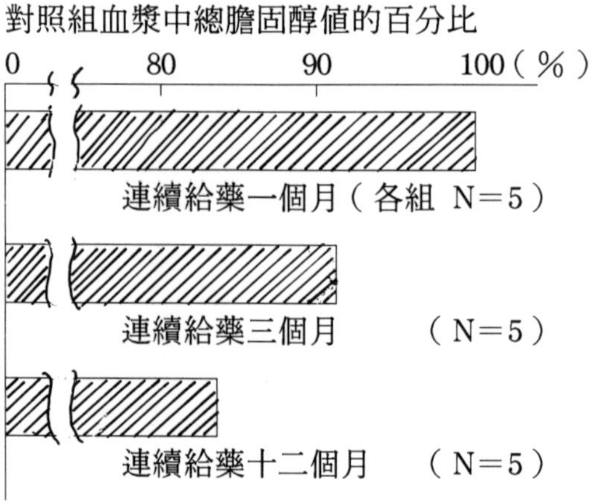

圖1　由於服食紅松葉精所造成的總膽固醇值的降低

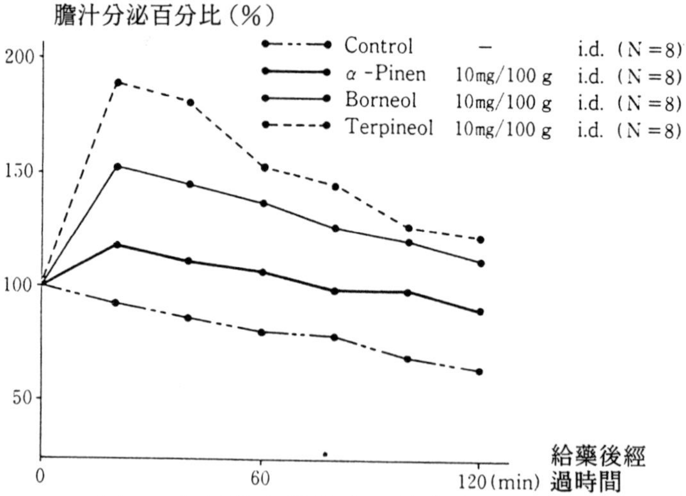

圖2　紅松葉中的精油促進膽汁分泌的作用

徵兆了。三個月後膽固醇值降到約百分之九十。一年後甚至降到了百分之八十五。實際上它共下降了百分之十五的膽固醇值。這是個變化很慢也很花時間的一個實驗。但對生物體而言，不也稱得上是一種最理想的狀態嗎？

松葉也可促進膽汁分泌

膽固醇與膽汁有其密切的關係。因為膽汁中的膽汁酸就是以膽固醇為原料而構成的。因此當膽汁分泌得愈多，就會消耗大量的膽固醇而減少體內多餘的膽固醇。

圖2（參照六十六頁）和圖1一樣同是中日醫藥研究中心所進行的研究，我們可以看出給實驗鼠服用紅松葉中的精油後，膽汁分泌量的變化。我們用紅松葉中屬於精油成份的萜品醇（Terpineol）、龍腦（Borneol）及α——松油萜（α—Pinen）來做這項實驗。然後給每隻體重達一百公克的實驗鼠十毫克的量。

直線是膽汁的分泌量，橫線是給藥後的時間。

圖中最下面的資料是沒有給予任何東西的實驗鼠組。由此對照來看給予紅松葉精油的組群，可以明顯看出較高的膽汁分泌量。雖然隨著時間的推移分泌量會減少，但和沒有給予松葉精油的組別比較起來，還是有很大的差別。

長壽與松葉汁

說起神農氏其實就是我們常說的藥神。在各地有許多民衆都將祂供奉祭拜。這位藥神在幾千年前就選定了下列十種為長生不老物，也就是日、山、水、石、松、雲、木、草、鶴、龜等十種。

你有沒有發現到這十種不老物中「松」和「木」是分開講的？雖然我們都知道「松」是「木」的一種，但神農氏卻特地將木中的松指名為「長命之物」。

由此我們可以知道松是一種長生的植物。但在這我想說的並不單單只有這件事，而是食用松葉飲用松汁有助人延年益壽的事實。另外我們也可由「松壽千年」這句話，或是所謂的松齡得知其長命百歲的意義。

健康地活到老從另一方面來看就是指擁有一個能抵抗疾病的健康身體。而擁有強健的身體也就是說當病菌、壓力這些所謂的「外敵」入侵身體時，能夠馬上回復健康、恢復體力。這些話雖稍嫌冗長些，但實際上人本身的確就具有治癒疾病的能力，我們稱它為「自然治癒力」。

比如說當你跌倒擦破膝蓋時會流點血也會覺得疼痛。可是這種小傷即使不去醫院治療，過幾天也能完全復原。

不僅是這樣的小傷，就算是在需要入院醫療的情況下，基本上每個人的身體還是都會有「自然治癒力」。而醫生的診斷或是吃藥，只不過是用來提高這種「自然治癒力」的功能罷了。總之這一切還是靠我們自己治好的。

所以，若要健康且長命百歲的話，最重要的就是提高自己的「自然治癒力」。當然謹守「營養、運動、休息及紓解壓力」的「健康法則」也是很重要的，但若能再加上飲用松葉汁，我想會更具效果的。

返老還童的妙藥

在新潟縣佐渡有一處「羽深大松」的天然名勝地。傳說是一位愛松的八百姬女子所種，樹高二十二公尺，樹齡約七百年。

據說八百姬活了千年，而其肌膚也像白雪般地潔皙，一直保持著十五、六歲的年輕。她會在經常所去的地方種植松樹並且食用松葉。而能讓她保持年輕不老及美貌外表的真正原因就在於她持續不斷地服食松葉。

松葉除了是長生不老的良藥外也是極具效果的強壯劑。據『松葉健康法』的作者高嶋雄三郎所言：關於紅松所製成的松葉草藥「金朝露」有如下這樣的傳說：（這是摘自書中的精華部份）。

「有一種變種松葉所做成的草藥叫做『金朝露』。傳說有一位個性剛強的人在捉到怪物後把它放入籠子裡。就在他背著籠子回家的路上，怪物請求這個人放了它，並且要教他靈藥的做法來做為報恩之物。而這時所教的靈藥就是用在海邊生長接受朝陽洗禮的紅松所製成的強身之藥。而其中又以面海而生的紅松最有效，於是『金朝露』就應此理而製成。

生吃松葉能夠強身的原因，在於它含有大量可以刺激生物鹼等其他營養、消化器官及腦部組織的成份。

在貝原益軒的養生訓中教予我們：為了要能在年老時仍保有健康，為了不耗盡體內的精力，所以我們要檢點自己的私生活。而首要的就是心臟必須結實健康，能像松葉一樣強化心臟功能的東西我想應該也是不錯的吧。」

我想很多人都曉得在太平洋戰爭末期的時候，曾用松根提煉出松油來彌補飛機燃料的不足。也就是說從松樹提煉而來的油能替代石油幫助飛機飛行。

據高嶋先生說：當時從事這行的人常常會在夜遊時淺嚐松根油的滋味，結果竟能讓精神充沛，體力達平常的好幾倍，欣喜於這些成果的人在告訴其他的朋友後，聽說還使一位已達七十五歲高齡的老先生恢復了青春活力。

民間秘療法的作者大久保忍先生在其著書中，用激進的筆法寫著：

「松是非常好的強精活血食物，而且其效果是牛肉等一些食物所不及的。在戰爭末期充當代用燃料幫助飛機飛行的松根油，只要嚐一點就能使下半身像燃燒一樣地發燙轉而徹夜狂歡。嚼食松脂也具同樣效果。」

正因為它是一種不錯的強精食品所以也具消除疲勞的功用。以我自己的經驗來說：以前某個大學的獨木舟選手，由於比賽的關係來到金澤時都會來光臨我的料理店。有一次我讓他們喝了松葉汁後，隔天其中的一位團員特地跑來告訴我說：那天早上由於選手們疲勞盡消，因此才能順利地划完全程。

另外有一位店裡的常客，目前是全日航空的駕駛員。他也常說：「只要喝下一杯松葉汁即可消除疲勞。」所以每一次到金澤他都會先喝完松葉汁後才回家。

有位擔任北陸廣播的播報員也是因為常要熬夜，所以導致精神有點恍惚。別人建議她可以試著去飲用松葉汁。結果在她喝完後頭腦果然清醒了許多，她不禁納悶地說：「實在是太不可思議了。」

使白髮變黑極具養毛效果

在前面介紹過的古書本草綱目中就已提到松葉和毛髮有密切的關係。在金澤市內某家建築公司上班的一位男子，由於工作常要戴安全帽的關係，所以頭頂上的毛髮似乎漸漸地稀疏了。在透過電視知道了有關松葉汁的事後，他飲用了半年的松葉汁，最後在頭頂上竟也長出了些微的毛髮。

還有原本生病後頭髮就變白的外子，也在喝了松葉汁後頭髮漸漸地開始變黑。等我發現的時候頭髮已比以前烏黑了許多。

『松葉健康法』的作者高嶋先生在其書中介紹了幾則引人入勝的小故事，在此我引用其中的一部份做為說明。

日本畫的一代宗師橫山大觀先生活到了九十歲的高齡。在他去世前頭髮依然保持著烏黑健康，而且他還很有活力地在做畫。這是因為他一直都維持著食用松葉及酒的飲食習慣。

我們現在來聽聽使用松葉灰來染髮，如今變成黑髮後的古代食品研究專家——平井小系先生的驚人體驗。

「在我五十歲時早已是白髮皤皤。但卻於現在七十歲的時候長出了濃密的黑髮。我想這都是松葉及鼠餅的功勞。因此我認為白髮和年齡是沒有絕對關係的。」

在東洋醫學的古書『本草綱目』中也有松葉能促進毛髮生長的例證。現在我們來聽聽平井先生神奇的染髮故事。

「把紅松葉乾燥後放在大鐵鍋中燃成灰。在莖、葉都變成灰後趁熱在上面淋上一層純麻油，它就會變成黑墨狀。此時再澆上麻油放入藥草藉以中和，松葉染髮劑就完成了。然後用牙刷將松葉染髮劑塗在白頭髮上就能保持烏黑亮麗。但是，因為它是水溶性的物質所以一碰到水，色劑就會脫落。因此在你洗完頭後再塗上一層就不會掉色了。正如我所期待的，在過幾年後白髮全變黑了。所以白髮目前已不再是老年人的專利了，現在不也是有許多年輕人為白髮所苦嗎？」

在古津木先生所編纂的『平安書』中，提到有一個人在他國中二年級的時候因為脫毛症而變成了禿頭。於是就有人叫他採松葉做成了二個直徑五公分的松葉束。早晚就用松葉束的刺拍打自己的頭，結果真的長出了毛髮。我想若懂得掌握竅門，這是一個人也可以做的針療法。

此外以下也有一些促進毛髮生長的方法。將松果燒黑後加入痲油一起熟熬，然後用它來塗抹患部。另外也可將五十支紅松葉用水沖洗後綁成一束，切除靠近根部的地方，其切口處就會流出黏液。再用切口處輕拍頭頂以便能使黏液附著於頭上。當黏液已流盡時再換其他的新切口。

鈴形三郎先生也曾這樣寫過：

「我再過四個月就滿六十八歲了。照古法說來該是我虛歲六十九歲的時候，由於還擁有烏黑的頭髮所以常被人問是不是有染髮？在我食用松葉兩年後的某天，我在銀座碰到了以前一起當新聞記者的朋友。當我們邊喝茶邊聊天時友人說道：『鈴形，這太不像你了，竟然你也會去染髮！沒搞錯吧？你以前不是紅髮嗎？』我往鏡子裡一看，的確我的髮色是略紅。而卻在無意間變得如此烏黑。我想這是多虧我持續地食用松葉吧！

我每天早上在刮鬍子時都會看看自己的頭髮。兩年的時間也就是七百三十天內它漸漸地變得烏黑。

我並不會特別去留意它每天七百三十分之一的變黑速度，但如今它不僅烏黑還有如年輕人般地有光澤，我既沒塗髮油也沒抹潤髮膏，想不到會有這麼大的染髮效果。」

大約過了十年偶而碰到鈴形先生時，他的頭髮依然還是如此地烏黑健康，這就如同『本草綱目』所寫的一樣。

其實也無需拿鈴形先生做例子，我自己本身也七十四歲了但頭髮大致上還是烏黑的，這該完全歸功於松葉神的庇蔭吧！

熊本縣的蓮田珠成法師告訴我：當年在他將八十歲的時候，由於以前喜歡喝松葉汁的關係使得原本前額已快禿的頭髮因而變得濃密了不少。每天晚上洗澡時他會剃掉鼻子下面、顎、臉頰的毛髮，但隔天卻長出更硬更粗黑的毛髮來。剛關始他是使用松脂及茯苓藥粉。連常去的理髮店老闆都會問他是塗了什麼才讓他的頭髮越來越有光澤還富彈性?他說此時才體會到何謂松葉的神奇藥效了。

在『週刊郵件』中亦刊載了自民黨龜岡高夫議員「對抗禿頭的松葉法」。

「早上洗完澡後，站在鏡子前用松葉綁成的竹圓刷來拍打頭頂至少五百次，約十分鐘。其效果首先為頭部變得非常地清爽舒暢，第二是防止毛髮脫落。所以至今我的頭髮依然還是很烏黑濃密。」

會使用這個健康法是由於他在中學二年級時患了神經性圓形脫毛症。在他意志消沈時導師告訴了他這個療法。若是提早做的話三個月就會治癒。而從當時至今已過了六十歲了卻還維持著一樣的效果。

擊敗導致老化、癌症之禍首——活性氧

有關癌及老化這些難以治療的病症目前尚未有明確的原因。但經由從事醫療工作的研究

結果，已能掌握類似此研究的醫療方針了。特別是最近較引人注意的，就是有一種稱為「活性氧」物質的存在。

我們人類若沒有氧是活不過幾分鐘的。但這麼重要的東西卻會在體內起化學作用而變成含有毒素的氧。

通常我們稱之為「氧」的氣體是用科學符號O_2來表示的。不過若沒有成為一般的O_2那麼它就會在不安定的狀態下產生游離的氧。這種氧急於想和其他物質結合來達到安定，於是只要一在體內引起這種反應，它就會去攻擊蛋白質、核酸及角質等等物質，破壞它們的功能使其變質。這就是人們認為導致老化及癌症的主要原因。因此對人體來說這種並不受歡迎的氧就叫「活性氧」。

活性氧發生的原因一般認為有煙、酒精、油脂、黴菌、排放的廢氣及石綿導致的大氣污染、臭氧、紫外線、血液循環暫時性阻礙等等。特別是香煙中含有的焦油及尼古丁更可視為是促進活性氧活動的物質。

另外活性氧會酸化動物脂肪中的飽和脂肪酸，製造一種有害的過酸化脂質。過酸化脂質具有瞬間破壞細胞膜的強烈毒性。因此一旦血管有傷口，它會馬上阻塞血管形成血栓，此時膽固醇及中性脂肪會進入血管壁而造成動脈硬化。

對於這種人體難以應付卻散佈有害物質的活性氧，我們體內有一種ＳＯＤ（超氧化酶）的酵素可以與之抗衡。因為它是一種抗酸化劑，所以它會把那些對人體有毒的活性氧轉化成無害的物質。

我們人體幸而有這種酵素存在，但美中不足的是這種超氧化酶並不是無限量活動的，只要是人一上了年紀它的活動力相形之下就會減弱不少。

除了ＳＯＤ可以做為人體的抗酸化劑外，像維他命Ｃ、Ｅ及黃綠色的蔬菜內也含有多量的胡蘿蔔素。若充分攝取食用，也不失為一則防止老化及癌症的捷徑。

事實上松葉也有抗酸化的作用。因為在中日醫藥研究中心所做的實驗中，就已能用特殊的技術製造出活性氧，再拿紅松的抽取液與之反應而證明出它的抗酸化作用。

結果依其濃度而有所不同。其中曾經記錄過百分之五十的酸化抑制率，這更加證明了松葉的高抗酸化作用。

有關實驗的一些過程不僅專業也很複雜，所以在此我就不加以詳細說明，不管如何對於人體防衛來說松葉的確有其非常重要的抗酸化功能。

從以上的事實看來為了維持身體健康及達到長壽的目的，儘量不要讓構成身體的細眴有任何損傷是有其必要的。

在最近的研究中，也證明了細胞受到過多的傷害，是會促使人體老化及提高癌症的發生率。所以從這樣的研究意義說來，我想松葉汁確實是對人體有其助益的。

外子及很多人因此而回復健康的事實，我想就是臨床實驗再好不過的鐵證了。

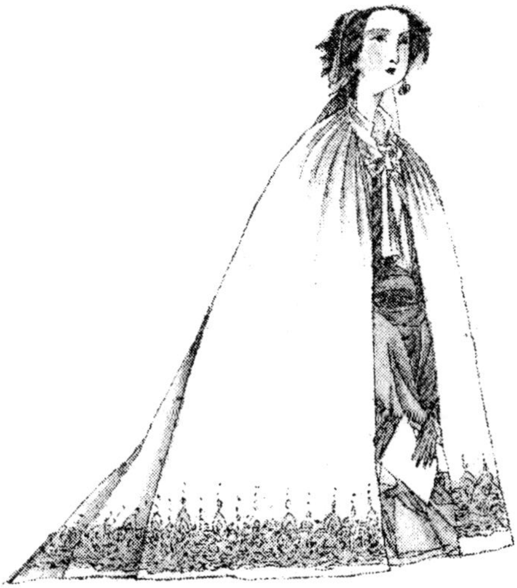

第三章　古傳的民間療法「松葉健康法」

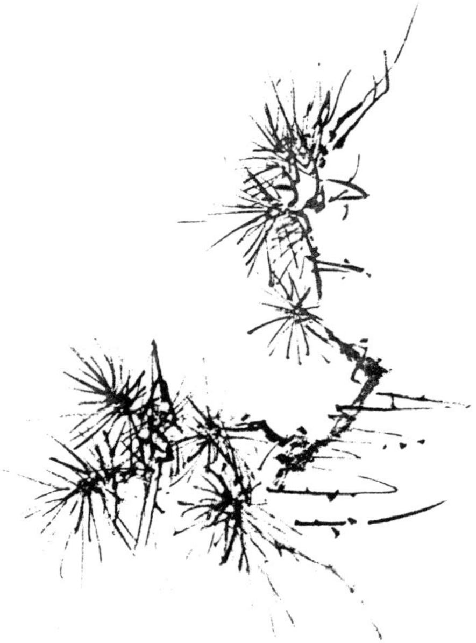

松葉——傳統與現代的飲法

松葉以其滋養健身及其治癒百病的功用而受到大家歡迎。就像前面已稍略提過的，不僅是外子的祖父都會想到用石臼來磨碎松葉來飲用；另外我知道在許多家庭裡把松葉拿來釀酒當做一種常備藥保存。

松葉的處理方法不單單只有用酒精發酵飲其精華，還可以用水發酵、研磨、烘焙成灰、放入口中細嚼或是煎煮等等各種做法。

在這種流傳已久利用松葉來治病的民間療法中，我所獨創的松葉汁不過是後來才附加進去的。其做法會在後面做詳細的介紹。我覺得這和前面所述幾種做法比較起來，可算得上是非常簡單方便的。

雖然得靠研磨機才能做成松葉汁，但我想這種集快速、香醇、美味於一身的飲法應是最適合現代人的。若說一般的民間療法是「古法」的話，那我想松葉汁該是所謂「時髦飲料」了，當然也可叫它是現代飲法。

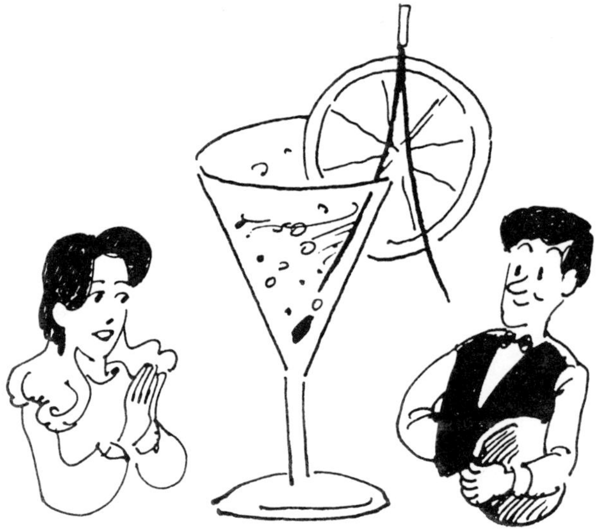

在這我蒐集整理了各種有關松葉健康法的資料可供諸位參考使用。

松葉酒

用松葉來做藥材不正是目前最受大家歡迎的嗎?現在你只要問問住在鄉下地方超過六十歲以上的人，他們大多會告訴你：「以前曾經看過把松葉裝入一公升裝的瓶子裡。」之類的事。

在『本草綱目』一書中也提及松葉酒有助於中風、腳氣病，甚至還能使原本無法步行的人再站起來走路。在中國，人們視它為長壽不老的「靈酒」，而聽說日本在戰後也曾發行過一種名為「紋章」的松葉酒。

我並不大清楚松葉酒的做法，因此只能在有限的資料範圍內稍加介紹其製造方法。首先我就高嶋雄三郎先生所著『松葉健康法』中有關松葉酒的製作過程做一下說明。

●松葉酒的做法：

把三百公克紅松（或是黑松）的嫩芽用清水洗過後，除去附著於根部的股殼，然後用剪刀剪成三或四段，把它裝入已用熱水消毒過的廣口瓶內；之後再加入一點八公升的白酒、二分之一杯的蜂蜜，或是三百公克左右的冰糖予以溶解。

松葉的份量大約是瓶子的八分滿左右，如果把瓶內塞得太滿時，在松葉發酵的時候會產生一種氣體而把瓶子撐破。

另外瓶塞要確實關緊放在陽光照射的地方，若是夏天的話要放置一星期，冬天則要二十天左右。晚上要把它放到較溫暖的地方，每天把瓶塞打開一次排出發酵的氣體。等它發酵了之後松葉就會跟著變色，此時若浮出酒面時，可用布過濾後把它移到另外的瓶子即可。三、四個星期後即可飲用。因為松葉酒並不會腐壞，所以也可以在夏天就把一年份的量先貯存起來。使用清酒來製作的情形也一樣。

松葉雖然以強壯劑、強心劑而有名，但對中風、高血壓、失眠、健胃、血管硬化、慢性頭痛、糖尿病、風濕、神經痛、氣喘、低血壓、血液循環不好及便血等症狀也有其相當的醫療效果。另外對心臟病及呼吸器官疾病也很有效。

大概在六月左右松樹的新芽（嫩葉）會大量生長，所以這個時期的松葉酒為最佳上品。高血壓的人每天飲用二次，每次大約一至二杯的量即可。若要健胃、增進身體健康的話就每天喝一至二杯。患有失眠症的人在睡前飲用會更具效果。

●松果酒、嫩松葉酒、松葉酒的做法

在種子成熟後即將裂開之前將附著於松木上的松果暨切成二半，大概需要二十個左右，再加上三百公克的冰糖將它醃漬在一點八公升的白酒裡，置放一年左右。

嫩松葉酒則是松葉要佔酒的二分之一。醃浸時間愈久則愈香醇入口，而且還會有日本杜松子酒的香味，可以用來消除疲勞激發工作潛力。平均一次喝一小杯的量即可。

●松葉置於水、砂糖中浸泡成酒的做法

將八十公克的生松葉及三百公克的冰糖放到有一升水的瓶子裡，瓶口用綿塞輕栓住。冬天就讓它曬白天的太陽。一個月後即可飲用，是適合女性的松葉酒。因為發酵的關係，所以即使加入酒精也和酒的成份一樣。

●紅松酒的作法

使用枝幹含多量樹脂的部份、種子及去年的松葉來做材料。枝幹除去表皮後將它切成圓片或是切成細片使用。因為在過程中需要把切下的碎屑拿來醃漬，所以之前先要用水清洗一次然後保持乾燥。若是用一點八公升的酒量，則木質部份就要佔容器的十分之四至五，種子十分之三，葉子則要十分之七左右。砂糖約需二大匙左右，若甜味不夠時等做完後再酌量加入即可。

大約一個月的時間就可飲用了，但是要釀出美味則需花三個月以上。此時木片及種子可以放著繼續醃浸，而葉子在一個月後要撈起來或是繼續放著都可以。

松葉茶

●高嶋雄三郎的松葉茶做法

①煎茶式：將紅松葉洗淨後置於蒸籠內蒸二至三分鐘，再將它剁碎後乾燥。若是有太陽照射大約一個小時水份就會完全蒸發。再將它放進茶壺內注入熱水即成了松葉茶。

②烘焙茶式：將松葉放入沒有油膩的平底鍋中大略地煎炒一下，再用剪刀把它剪成一公分左右乾燥起來。之後可以像普通茶葉拿來飲用，不過最好是先煮開後再飲用。乾燥後的松葉也可以用果汁機磨成粉末狀後放進杯子裡再注入熱水飲用。此時也有人會加入少許的海帶粉一起飲用。高嶋先生這樣寫著：

「喝了松葉茶後即使在寒冬中要出門也不會覺得冷。身體暖和起來後就會覺得很舒服；就寢前飲用的話不僅對患者夜尿症的人有幫助，就連普通人也可以減少半夜起身上廁所的次數，因此我想推薦老年人多飲用松葉茶。」

松葉汁

飲用石臼或研缽所磨研出的綠葉汁，或是咀嚼松葉吸取其汁液。但是除了咀嚼以外其他的做法都很花時間，而且因為松葉本身的澀味所以很難下嚥。

因此我介紹另一種松葉汁的做法：在使用研缽時可先加入一杯量的水，再研磨松葉即可去除原本的澀味。

●高嶋先生介紹的松葉汁做法

在春天的時候將已經生長至四、五公分長的松葉用清水洗淨後瀝乾。在一點八公升的瓶內需放入三分之一的松葉。

將一點二公升左右的水煮開後拿來溶解冰糖，待完全冷卻後再裝入瓶內，此時再置入松葉密封起來，放在陰暗通風之處。夏天時即可飲用。

松葉食品

簡單地說也就是吃松葉這件事。可以把它和飯煮在一起或是做成粥來飲用。另外還可用它來炸蝦、做松葉豆醬及松葉餅等等一些你意想不到的食品。高嶋先生在其著書中有非常詳盡的說明。

●高嶋先生所介紹的松葉食品

把松葉和飯煮在一起。由於松葉中含有大量消化劑的成份，所以吃起來會有一種刺激舌頭的快感。研究古代食品的專家平井小糸先生，所做的松葉飯就是先把松葉用芝麻油快炒，之後再和飯煮在一起。

在韓國所稱之仙人食品，就是把松葉末端白色柔軟的地方和稻米粉、蜂蜜及牛奶攪拌在一起所成的食品。聽說常食用的話，就會精力旺盛、體力充沛。

在中國古書『聖惠六』中就曾提及：「松葉粥有放鬆身心解除疲勞的功用，可以讓人達到仙心的境界。把它細切後做成粥，亦可用乾燥後的粉末來製作。」松葉被認為是一種增強活力的特效食品，因此把它做成粥來食用不僅容易吸收，其醫療效果也非常顯著。

在長野縣安曇野，從古流傳著一種叫松葉豆醬的食品。也就是在桃花盛開時，先將豆子炒過後再放入紅松的嫩芽所做成的自製豆醬。一般人認為要做成具有長壽不老的風味，所以常常將松的枝葉直接放入豆中攪拌。

做鹹梅乾時也可使用松葉。在製作過程中於鍋蓋下鋪上一層松葉，松葉的澀味就能和梅子中的檸檬酸調和做出別有風味的梅乾食品。

松葉炸蝦的製作方法就是先切除松葉末端，再用它來裹蝦肉油炸。如果沒有炸熟的話會很難吃，所以可事先用菜刀拍打後再油炸。不會讓你有卡在喉嚨的感覺，你大可以清脆地將它咬碎食用。

松葉煙

抽煙的害處是衆所皆知的事實，但再怎麼說它也是人類的嗜好之一。對於那些癮君子來說，不管周遭的人如何地討厭他，或是醫生反覆再三的威脅利誘，似乎也無法讓他戒除抽煙的習慣。

在物資不足的戰時連煙也是實施配給制的。除了限制每個人的份量外，煙絲及煙紙也是分開配給的。當然這對那些老煙槍的人來說是非常痛苦的一件事。一天份的煙抽完後，便會覺得手上沒東西很彆扭。在無法排遣這份對煙的痴愛之下，於是一些愛煙者便想出了各式各樣的代用香煙。

其中很多人都試著抽松葉煙。這是因為松葉獨特的苦味給予人們超乎想像的快感，而且在歷史上亦有古人拿松葉做代用香煙的記載。西元一九四三年在大阪人們也曾用配給的煙紙裹著松葉來當煙抽。據說當時也有人用煙管，管內塞著煙絲一塊抽的。

在西元一九二六年時，有一位專門製造及販賣不帶紙嘴香煙的商人。他就是當時在大阪市南區經營秋田商行的秋田市松先生。他把松葉加上甘草、土常山菜及桂皮等藥材，再與薔薇、紫蘿蘭、百合、柑橘等等的一些香精混合，以「芳香的雪茄煙」來出售。這個成品完全是用手工做成的。不僅是原料中的松葉及其他配料、香料等，連煙紙也是自己一手包辦。

由於價格不到普通香煙的三分之一所以廣受好評，這是動員三十個內部職員及二百個外務職員所做的一次製造生產。不過由於觸及到專利法，因此被迫停業，其產品也受到當局沒收查封的處分。

這位秋田市松先生好像是在從事新聞報社的工作，想必也是位高級知識份子吧！他能在當時就察覺到煙內尼古丁對人體的危害，而著手去開發替代尼古丁的松葉煙，這實在是不容易的一件事。

市松先生雖然並不服氣這樣的處分，而其松葉煙後來也遭到禁賣的命運，但他卻把松葉煙珍貴的做法留給了後世的人。於是出現了一位叫佐內美哉的人寫了一本松葉煙草製法傳授書，我想這也許正是市松的筆名也不一定。它是發行於西元一九二六年六月三日，當時的出版業並不像現在這般活躍，因此我覺得這是本相當寶貴的書。

這本書是從松葉的性質、生長環境談起，也提及有關秦始皇常把松葉當做是不老長壽的仙藥來服用及修行者、神仙以松葉為食來保健的傳說，另外他以「松葉及各種疾病」為題，說明松葉對於中風、心臟病、肺病、氣喘、腸胃病的療效及健康的身體與松葉的關係。

現在我就依據這本書，在此大致介紹一下市松先生的願望及松葉煙的製作方法，另外為了便於讀者閱讀因此我把它翻譯成現代文供大家參考。

（前略）在代用品的選擇上，我們一定都會挑選不僅有煙草味且對健康有益又廉價的東西。很早以前就有人拿昆布、艾蒿、桐葉、棣棠花等等來做煙草。但是有的花草價格非常昂貴，有的又被認為只有煙味對身體並無助益。

相對的，天然的松葉近幾年來卻被公認是受惠於大自然的蘊育下，能使人長壽延命的基本藥材。因此拿它來做松葉煙的試驗後發現：它不僅不會像普通煙草一樣使人覺得喉嚨不舒服，它還能使身心舒暢、增加記憶力及治癒尼古丁中毒的患者。

最適合做松葉煙的原料就如我以下所述：首先從母樹剪下其枝葉，然後把它貯藏在日光照射不到的密閉乾燥室裡，大約經過半年的時間後，這樣自然乾燥而成的松葉是最好的。同時剪枝的時期也很重要，其中以七、八月及十二、一、二月最為適合。

把乾燥後的松葉放在護套裡，最後再用剪刀剪去兩端做成香煙的雛形。

松葉原本就帶有很重的澀味，但這在保健上卻是不可或缺的東西，所以不能把它除去，因此必須要加以調味。

無論何種食物如果調味不得法是很難入口的。煙草也是一樣，若在調味上發生差錯，那身價就會大跌了。像現在普通的香煙也是用香料來去除尼古丁的辣味。

因此為了要減輕松葉的澀味，就把甘草末、甘茶末、甘松末及桂皮末加在一起，用百分之十的溫水來溶解這些三十公克的香料，最後再把它撒在松葉上。

松葉煙最重要的部份就是其香味，但由於松葉有很重的青草氣味，所以要去除這味道一定要用香料。也就是柑橘油、白葡萄油、紫蘿蘭香精、丁香油、桂皮油、檸檬酸、百合香精等諸如此類的東西。

不過即使用了昂貴的香料卻不能配合季節的話，還是無法吸引消費者的。比如在春天就要用薔薇、秋天就用紫蘿蘭，冬天就用白葡萄油來調配變化香味。

即使在持久性上拿政府製造的松葉煙來做比較，松葉煙還是比較好。像黃金棒牌及蝴蝶牌這種細卷的紙煙在持久性上只有松葉煙的二分之一，即使像櫻桃牌那樣的粗卷香煙也只有松葉煙的三分之二而已。

還有官製的香煙如果點火後把它置於一旁，它會這樣持續地延燒著，在你忙得騰不出手抽它時它就這樣浪費掉了。但是松葉煙卻只有在抽它時才會減少，你不抽他的話它就停止燃燒，一點也不會造成浪費。

依上述的目的及製法而完成的松葉煙，完全適用在外交、經濟及保健方面，因此也無需

限定抽煙的年齡。

為了自己身體的健康，不要再抽含有大量尼古丁的香煙，而該光明正大地抽松葉煙。（後略）

※　　※

我雖然不抽煙，但眼前若有這種松葉煙，我一定要親身體驗一下這種滋味。

松葉浴

對於愛好洗澡的人來說，洗澡是含有特殊意義的。並不只是單單地洗淨身體，而是想舒適地浸泡在熱水裡，藉此消除身心的疲勞。由近年所流行的溫泉熱看來，顯而易見地對於疲憊的現代人來說，洗澡似乎已成了解除壓力不可或缺的工作之一了。

在這樣的流行下，聽說沐浴乳的銷售額也呈直線上升。而事實上松葉和沐浴乳一樣都有清潔肌膚的效果。

高嶋雄三郎在其所著『松葉健康法』中如此說道：「在五月的菖蒲浴，十二月的柚子浴之後，可以利用在新年期間擺設的門松，讓它成為家庭都適用的松葉浴。」另外他亦提出有關松葉浴的效用。比如說：

「你若洗松葉澡的話，其中的維他命A、C及硬脂酸等會促進血液循環，對於血液循環差的患者或是神經痛、貧血、神經性胃炎都很有幫助，而且還能保長壽。」

依高嶋所言：為月經所苦的女性可以把松葉拿來熬成濃稠的粥狀，再加熱水稀釋用來坐浴，幾個月後病將會不藥而癒。

即使是在富有盛名的溫泉鄉，聽說也有很多旅館提供松葉浴給客人享受的情形。在群馬縣的伊香保溫泉也是把研碎的松葉放在熱水裡，由於倍受好評，所以聽說每天來此沐浴的客人身體都很健康。

根據某些文獻所記載：在德國也曾流行過松葉浴，但是在日本似乎有為了享受獨特松香味而洗松葉澡的趨勢。

●高嶋所介紹的松葉浴

首先把剛從樹枝取下來的新鮮松葉（也可以去花店買）洗乾淨，去除其葉鞘部份後切成三段裝進布袋裡，然後再把布袋放入澡盆中，等水燒開後就成了含有松香的松香浴了。

松葉的份量大約以能裝滿一點八公升瓶子就夠了。大概能用三次左右，而且整年都可拿來沐浴。特別是冬天更能保溫身體，所以松葉該稱得上是血液循環差的患者的特效沐浴劑。

把松葉放入浴缸後因為水會變髒，所以可用紗布來做布袋或是把磨碎後的松葉裝入舊絲襪中也可以。

市售「松壽仙」的藥效

對於生活在都市叢林的現代人來說，松葉這種東西可能沒那麼容易拿到手。就像我前面所寫的：「當電視在介紹松葉汁的做法時，打電話來問我哪裡可以拿得到松葉，或是希望我能送他松葉的人就不少。」類似這種情形，心裡想喝松葉汁卻苦於找不到松葉的人，應該也是很多的，我建議這些人可以去花店買。當然也有很多人是託人從鄉下直接把松葉送到家裡來的。

如果所有的方法都行不通，那麼在旅行時你不妨喝看看市售的松葉汁。聽說現在在藥局或天然食品店都有出售不同種類的松葉汁。我想在這裡大略介紹一下這種被視為醫藥用品的「松壽仙」。

服用過「松壽仙」的人都知道它除了能改善高血壓、肩膀酸痛及寒症以外，也能消除倦怠、疲勞和增加身體的抵抗力。當然這些就和松葉汁一樣都有改善疾病的功效。

「松壽仙」是把紅松葉提煉出來的精華，加上山白竹（箭竹）的抽取液及韓國的人參精所合成的藥漿。它藉由淨化血液、改善血液循環來提高代謝及內分泌的機能，增加人體的自然免疫力，還可治療及預防疾病，最重要的目的則是增進人體的健康。

「松壽仙」的販賣商在群馬縣的赤城山麓設立了中日醫藥研究中心，經過多年對松葉的研究才有今天這麼豐碩的成果，其中就有許多對「松壽仙」的實驗資料。

在這些實驗論據中更加證明「松壽仙」有其神奇的醫療效果。而更值得一提的是有關「

「松壽仙可以預防動脈硬化」的實驗報告。

這個實驗是在群馬大學醫學部內分泌研究所的指導之下，抽樣挑選膽固醇較高的一般民衆（膽固醇值在一百西西的血淸中達一百九十毫克以上的十九至六十二歲的十位男性）讓他們連續服用四週的「松壽仙」，用量大約一次十毫克，每日服用三回。

其結果我們可以在圖3中（參照一〇〇頁）看到降低的膽固醇值及上升的優艮膽固醇值、動脈硬化指數的降低。

還有在血壓方面，我們也可看到收縮期壓及擴張期壓明顯地下降。（圖4）

另外照片1便是服用「松壽仙」幫助血液循環的實際證明。為求視覺效果我們使用了一種可以測出體溫的「溫度分佈畫像法」來比較其變化，受驗者是服用了二十毫克松壽仙的二十五歲女性。

最上面的照片是服用前，中間的是服用十五分鐘後，下面則是服用三十分鐘後的結果。隨著時間的推移我們可以知道血液循環至末稍血管，造成了體溫上昇。

照片2則是一位為寒症所苦的四十三歲女性的腳部照片。她說因為寒症所引發的膝蓋疼痛讓她常常無法入睡。後來她把十毫升的松壽仙用熱水溶解成五十毫升（四十度）來服用。

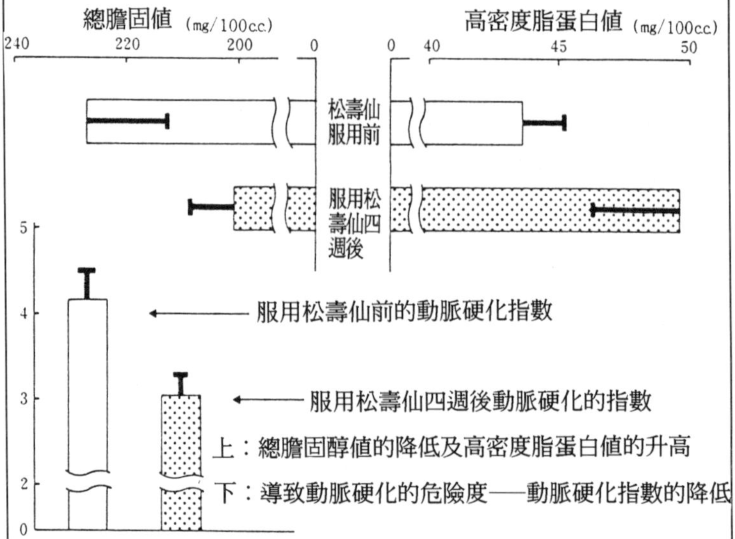

圖 3　有關松壽仙可以預防動脈硬化的實驗結果

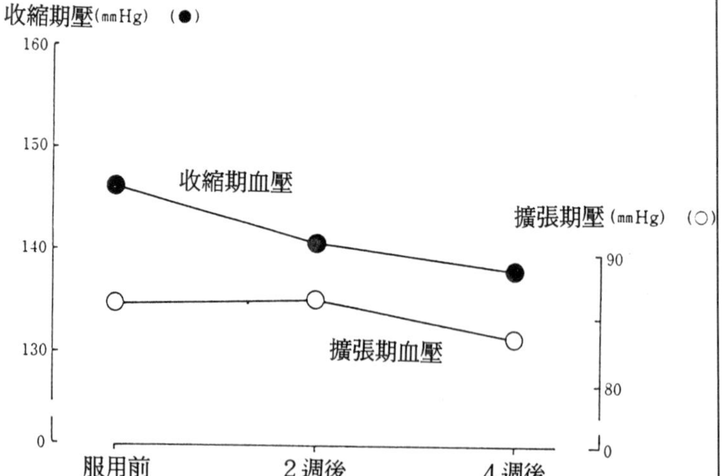

圖 4　服用了四週松壽仙的血壓變化（十名男性的平均值）

在服用三十分鐘後血液已能循環至腳底，體溫也跟著回升了。

吸煙所造成的血管阻塞是衆所皆知的事實。而照片3就是服用松壽仙後抽煙時的血液循環狀態和沒有服用松壽仙抽煙之後的比較。受驗者是沒有抽煙經驗的二十六歲女性。這是她在十分鐘內抽兩支煙的結果。

照片1

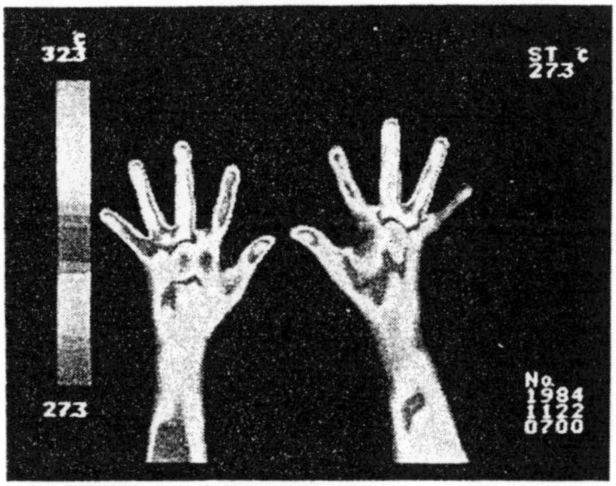

上／松壽仙服用前

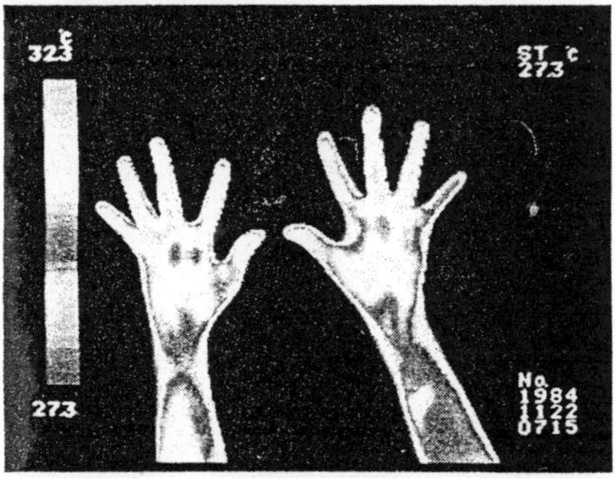

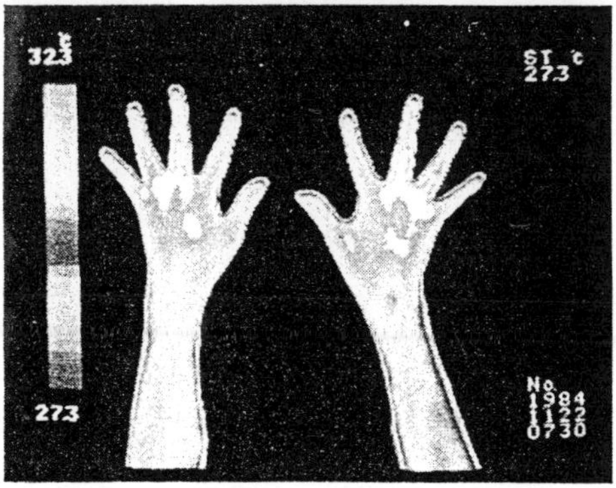

中／服用後15分鐘　下／服用後30分鐘

照片2

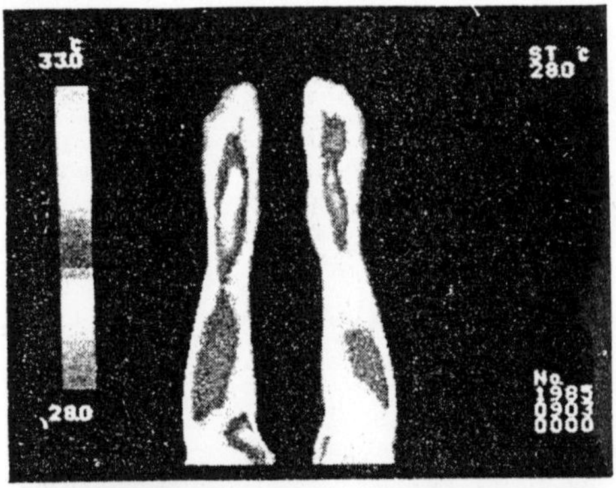

上／松壽仙服用前

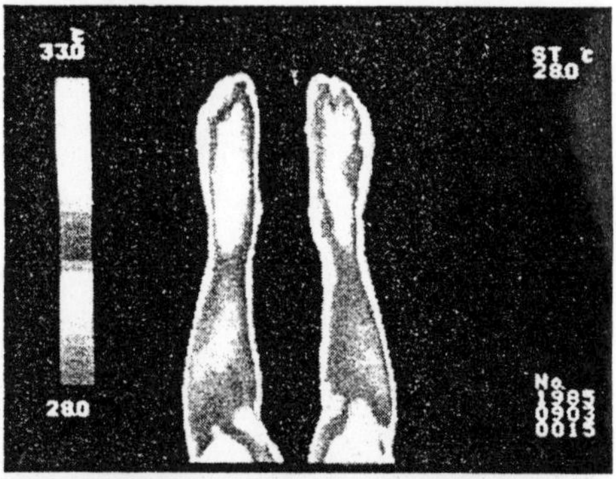

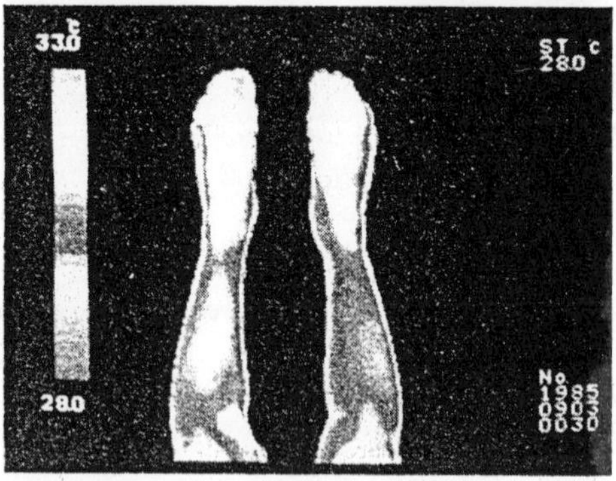

中／十五分鐘後　下／三十分鐘後

在沒有服用松壽仙之下抽煙十分鐘後，我們可以看到手指附近開始出現黑影，三十分鐘後就完全看不到手指了。由此可知吸煙對人體的血液循環影響有多大。

相對的服用松壽仙後，即使抽煙也不會對血液循環有太大的影響。

從這種種實驗的結果看來，松壽仙的確有改善血液循環方面的實際功效。

吸煙前的溫度記錄

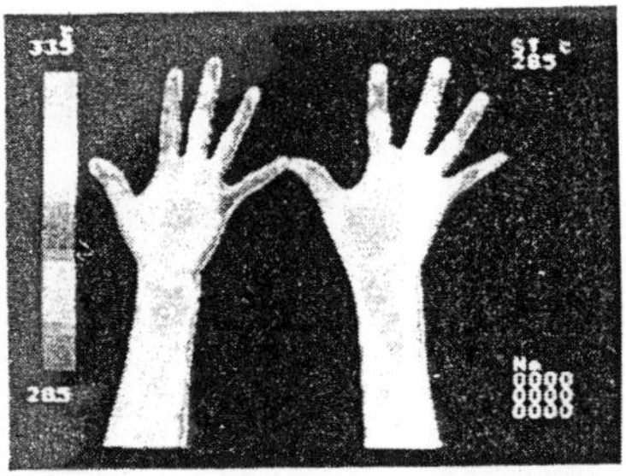

沒有服用松壽仙之下吸煙　　在服用十毫升松壽仙後吸煙

十分鐘後（吸完煙後不久）

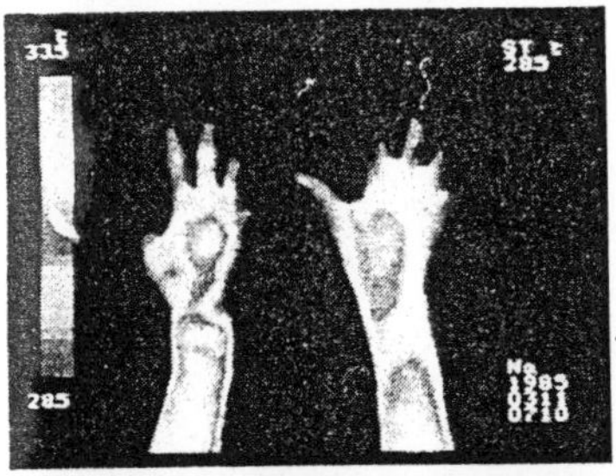

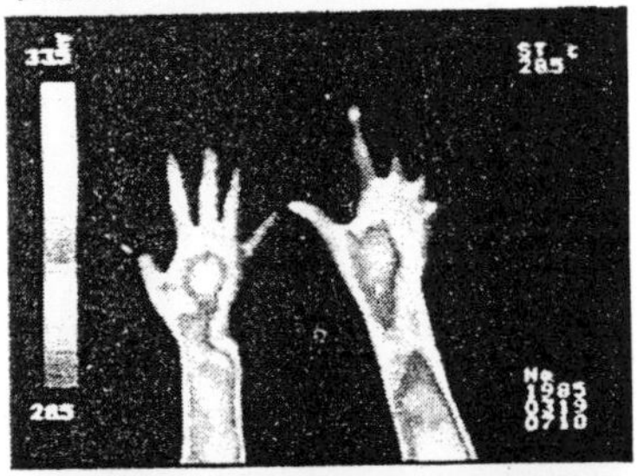

二十分鐘後

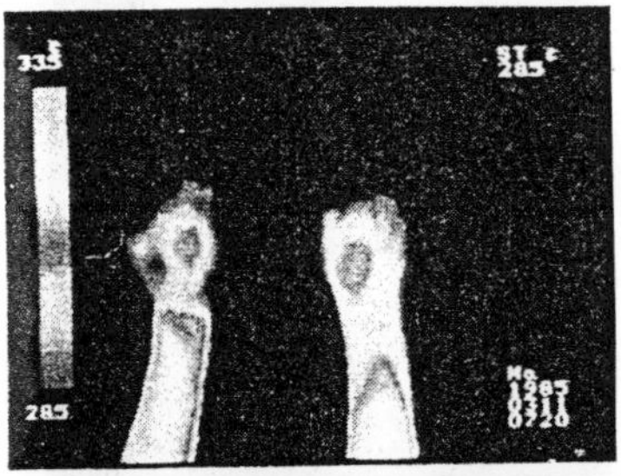

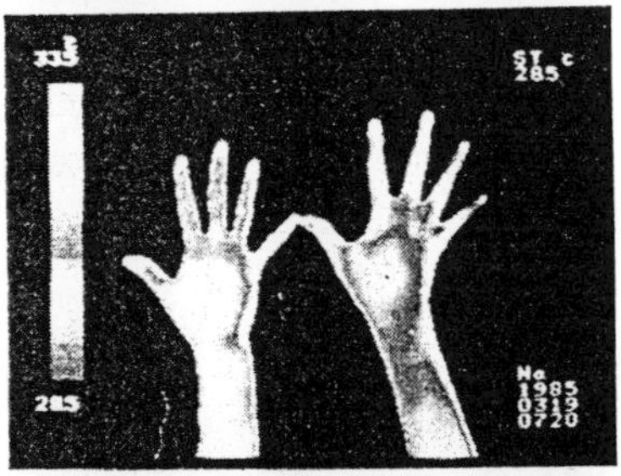

三十分鐘後

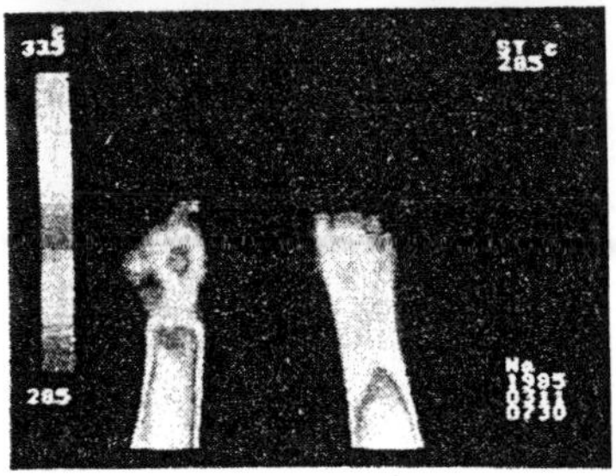

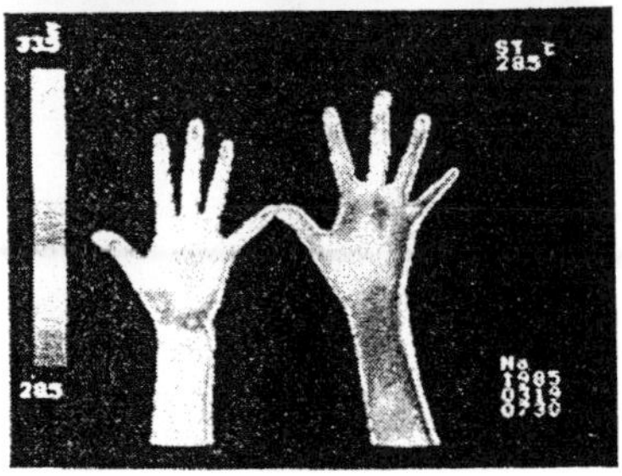

第四章　松葉汁助我恢復健康

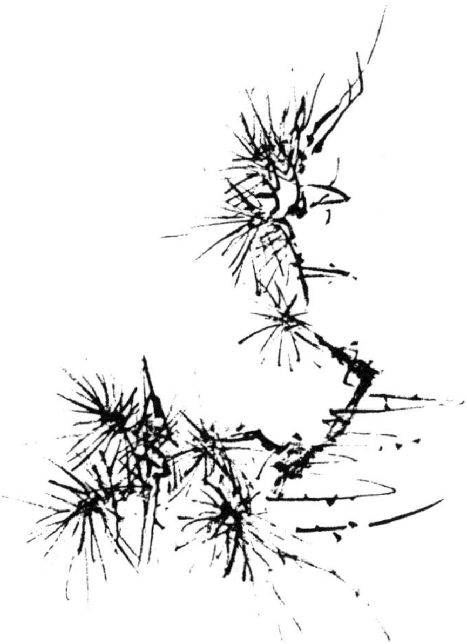

自從電視播放了三次松葉汁的消息以來，每天都有許多人透過不同的方式來詢問其中的詳情，也因此我傳授了不少人關於松葉的實際效果及做法。而這次我要告訴各位有關研磨機的選購方法。據一位在名古屋販賣電器的負責人告訴我說：目前庫存的研磨機就已銷售了好幾萬臺了。

從這件事看來，我想全國飲用松葉汁的人數一定相當可觀，像我就常常接到許多感謝的卡片及電話。

現在我就這些人的經驗談中，來向各位報告一下他們服用松葉汁後的情形。

■經驗一

治癒母親的老年痴呆症

・熊澤昌子——東京都世田谷區・音樂教室講師

在服用松葉汁整整過了兩個月後，已經可以在患有老年性痴呆症的母親身上看出好轉的跡象了。雖然我早已聽過松葉汁治好了上原先生腦梗塞後遺症的傳聞，但卻沒想到這麼快就可見其效果。

那是去年的一月我開始注意到母親的反常現象——她出門後竟然自己不會回家。她莫名其妙地坐上公車後也不知道要去哪裡，最後跑到不認識的人家裡。這還多虧對方通知了警察才將她平安地帶回來。

以前也有一次她到附近的超市買東西時竟花了很久的時間，當時雖然覺得有點奇怪，但想到也許是因為年紀大了所以行動才這麼慢，因此，也就不以為意。就算是她偶而坐錯車迷路，我也不會覺得事態很嚴重。

但是就在之後的一、二個月內，她常常會找不到回家的路，甚至有好幾次是巡邏車送她回來的。只要一出門，即使是在自家附近，也搞不清楚回家的方向。因此誇張地說來，她只能在自家十公尺內的範圍裡活動。

她不僅是欠缺方向感，甚至在行為上也明顯地出現很奇怪的地方。

首先她會把圍裙套在大衣上，或者還會有便溺失禁的現象。講話也變得語無倫次，常常會講到以前她當老師時所發生的事。就連最基本的時間觀念也搞不清楚，昨天的事她會以為是一個月前的事，或是不記得五分鐘前所說過的話。

對於現實的認識不清，往往使她在看電視時會指著畫面說一些像：「啊！昨天我碰到的那個人在那兒！」等等諸如此類的話。

夏去秋來，類似這樣的症狀也愈來愈明顯。原本悠哉的我此時也驚覺到事態的嚴重性。在和福利處及衛生所的有關人員磋商的同時，我也帶著母親去醫院做了一次檢查。

診斷的結果正如我原先預料的，是老年痴呆症。在拿了抑制痴呆症惡化的藥後，醫生告訴我說：「病情可能在半年後會更加嚴重。」聽完後的反應只覺得眼前一片昏暗，不知該如何是好。

就在我知道松葉汁的神奇療效後，便馬上開始進行醫治的工作。當我跟母親說明松葉汁的醫療效果時，她就表現出一副很想嚐試看看的樣子。儘管她本人並不太清楚事情的原委，但她可能也大略知道自己腦部有點不大正常了。

我和母親一天都喝三次的松葉汁。而且因為我身體狀況一直都不是很好，可能患有狹心症，所以才在最近積極地飲用這種健康飲料。

一天、兩天過去了，以前我從未聽過光憑松葉就能治好老年痴呆症的例證，所以也不會

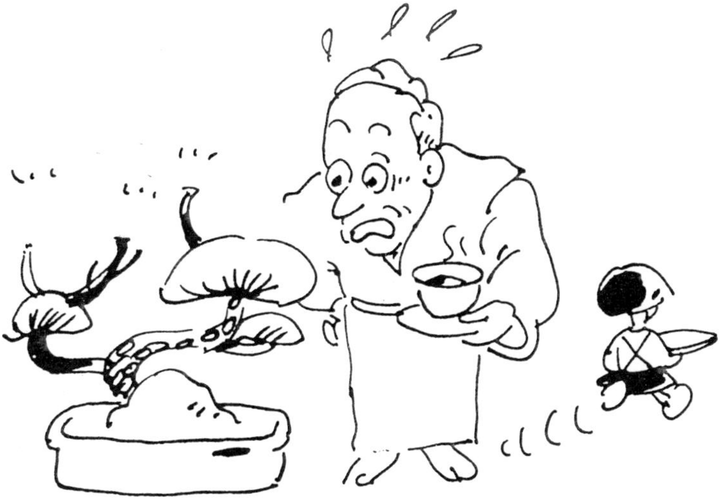

對此寄予太大的期望。只是每天想著：「不管如何今天跟它賭賭看吧！」一個勁地持續服用著。

於是過了兩個星期後，那天正是母親要定期檢查的日子。每當在這種有預定事情的時候，我總是習慣性地試探母親：「今天要去哪兒呢？」藉此來恢復她的記憶力。

同樣地這天早上在告訴母親：「今天我們要去醫院看病。」後，大約過了兩小時我又問她：「今天我們要去哪兒呢？」而在這樣的問話後回答不出來是很平常的一件事，所以我也不抱任何的期待。

但是，母親卻在一番凝思後回答：「

是要去某某醫生那裡。」一時之間我不敢相信自己的耳朵。於是五分鐘後我又問了一次，這回她告訴我說：「連我都知道要去某某醫生那裡呢！」我高興地心都快跳出來了，覺得她真得很了不起。

接著過了五天後，我又試著反覆同樣的事情，每隔五分鐘、十五分鐘後再問她一次。甚至延長至二個小時、四個小時、七個小時後再問她同樣的問題，她也全部會回答。

母親自己也這樣說道：

「我一服用松葉汁就覺得全身暢快無比，有種想做事的幹勁。以前總覺得自己糊裡糊塗地，現在已經不一樣了。」

之後母親的病情大為好轉，連手會麻木的感覺也消失了。以前不會做事，像扣鈕釦、修補工作、寫字、拿放棉被及用烤箱來溫飯菜等，現在也都能自己動手做了。最近她也會去附近的超市買東西，不會在家中來回地踱步了。我總覺得以前那張睡眼惺忪毫無朝氣的臉，在最近變得更有活力也紅潤些了。

不知何時起，她已能順利地與人對談，即使是在醫院裡也能準確地回答醫生的問題。面對這麼大的變化，連醫生也都嘖嘖稱奇。

松葉汁不只是改善了頭腦遲鈍的現象，也解決了母親長年來的另一個煩惱。在母親年輕的時候，可能是因為得過肺病的關係，所以在她起床時都會覺得有痰哽在喉嚨裡很不自在。但就在她飲用松葉汁的第二個星期開始，就已經能達到去痰的效果了。

至今她仍不放心自己的方向感，而且還是會有失禁的現象發生。但是母親的康復卻是毋庸置疑的事實。當然在這期間她還是有服用醫生給的藥，但我相信一定是松葉汁才能讓母親的病那麼快有起色。

最近母親也常說道：「當時我雖腦筋混沌不清，但我還是深信松葉汁的效用，今天才能這麼健康啊！」

■經驗二

安定血壓・消除體內的麻痺現象

・渡邊正義（六十五歲）——福井縣丹生郡・退休

去年一月我因血栓引起的腦梗塞而病倒住院，在三月間動了一次手術。而一般常說血栓引起的腦梗塞，其實就是由於動脈硬化或血液內的成份發生變化導致動脈的血液凝固，而妨礙了體內血液的循環。

一般認為這種疾病都是以漸進的方式日趨惡化後才發病的。

而我的發病情形並不是像別人一樣會突然四肢無力、無法站立然後失去意識。只要我能控制住急驟上升的血壓，就能穩住病情，不讓它發病。

但是醫生說如果不開刀的話，隨時都可能會病發，所以在我入院的兩個月後，我便接受開刀，清除了體內的血栓部份。

開刀後本以為一切都可恢復正常，卻沒想到以前手腳間輕微的麻痹在手術後更加嚴重。最糟的時候甚至會全身無法動彈。這種麻痹的感覺是從嘴、手、腳、腰附近蔓延開來，嚴重的話還會持續到三天左右。

因為這樣，我迫不得已放棄了奮鬥多年的工作。

這種體內的麻痹真該算是一種病，因為每當它蔓延至手部附近時，往往我都會拿不住筷子或是鉛筆。

而在去年的四月間，我看到了電視上介紹的松葉汁健康飲料，於是我就親自登門拜訪上原先生，請他教我如何選購松葉汁。從那天起我就每天持續地飲用松葉汁，如今很順利地我又回復了原本的健康。

我的父親是因中風而病逝的，所以由此看來我們的家族應該是有遺傳性的高血壓。如果他在年輕時就有高血壓，想必這次也會引發腦梗塞病變吧！

而在我手術過後，血壓並沒有因此而安定緩和下來，情況不好的時候甚至上壓會達到一百八十，下壓也會達到一百四十至一百五十的緊急限界。特別是像這種上下壓差距少的類型更是麻煩。

松葉汁幫助我的血壓日趨緩和，即使是在情況惡化下也能維持在一百六十至兩百左右。情況不錯時也能在一百四十至八十的範圍內。

像令我苦惱已久的麻痺現象也漸趨好轉，雖然說不上它有百分之百的治癒力，但至少它醫治了我大部份的麻痺現象，這點是值得肯定的。

每個月我都會去醫院做兩次的定期檢查，這次連我的主治醫生也都很訝異地問道：「怎麼會康復地如此快呢？」另外在做血液檢查的時候，醫生還告訴我：「以前混濁的血液最近也變得澄澈多了。」

我太太（五十九歲）在三年前做過一次胃部手術，她也說喝了松葉汁後，整個身體比以前硬朗了許多。

由於我們夫婦倆都因松葉汁而恢復了健康，所以就建議一些鄰居朋友們服用松葉汁，現在據我所知在服用松葉汁的人數就超過了八十個以上。其中倒沒聽說有人因喝了松葉汁而身體受損的。

除此之外，還有一位腎臟不好需做人工醫療的患者，由於在旅行期間兩天沒有服用松葉汁，所以身體狀況變得很差，在緊急之下飲用松葉汁後，不久又恢復了體力。還有些神經痛全身倦怠的患者，也在服用松葉汁後變得神采奕奕，現在也不必要靠吃藥來止痛了。

我如果因為某些理由而兩天沒有飲用松葉汁的話，就會覺得全身很不對勁，因此現在我一定每天都會喝上一杯。

當初如果痲痺的現象沒有改善的話，勢必非得再動一次手術不可。還好是松葉汁救了我一命，否則聽說這可是一項艱鉅的手術呢？

經驗三

治癒腰痛及頭暈

・塚原明生（三十七歲）——東京都江戶川區・攝影師

從我服用松葉汁開始至今已經過了四個月了吧！雖然我並沒有每天飲用，但是我發現它竟治好了我的腰痛及頭暈現象。

由於職業的關係，我必須常常帶著平均重達十幾公斤，甚至三十公斤的攝影器材到處奔波。而且也常要半蹲著工作。再加上年輕時的我只有五十七公斤現在卻增加到七十二公斤，所以腰部的支撐狀況就不是很理想了。而今已過了三十歲，只要一彎腰全身就會酸痛不已。說它是職業病的話那我也認了，不過就在我服用松葉汁後，竟然它就不藥而癒了。等我發現它的藥效時腰也不再疼痛了。

至於頭暈的毛病則是從我年輕的時候開始，只要洗澡洗太久就會精神恍惚，然後昏倒過去。因此我都只洗二十分鐘左右。目前我有兩個小孩，只有在幫他們洗澡時我才覺得精力充沛。

這是因為我在服用松葉汁後，只要等他們兩個出來便可舒舒服服地洗一次澡的關係吧。至今洗個三十分鐘出來雖然還是會喘呼呼的，但總覺得在同樣的時間內我已經能從容不迫地安排所有的工作了。

以前當我罹患鼻蓄膿時，曾經把中藥及葳菜拿來煎煮後飲用。另外也曾煮過山白竹來當茶喝。反正只要是不錯的民間古傳秘方我都會想試試看其效果。因此我也是在「試試看」的情況下才開始服用松葉汁的。沒想到它竟治好了我的腰痛及頭暈。

■經驗四

治癒頭暈及糖尿病

・立木鈴子（六十九歲）——群馬縣前橋市

大概從一、兩年前開始，我常常都會有頭暈目眩的感覺。起初我是認為這可能是偶爾發作的米尼爾市症候群所帶來的頭暈及噁心。

但是在服用了一些藥之後，病情似乎也沒有好轉。於是我想這可能是其他的疾病也不一定，所以我就轉往腦科做一番徹底的檢查。

而根腦部的斷層掃描檢查，原來是因為小腦中的血管變細導致小腦附近的血液循環不夠流暢，才會有頭暈的現象發生。

之後我雖服用了醫生給的藥，但是，也沒有完全復原，一個月內還有兩、三次的頭暈目眩。除了身體不舒服外，更由於整天都頭昏腦脹的，所以什麼事也無法做。

而這種惱人的症狀卻在我飲用松葉汁後有所改善。不可思議的是在那之前常有的頭暈現象，在服用松葉汁的那兩個月內竟然不藥而癒了。

可是就在最近它又再度發作了。這次是鄰居來我家聊天，我們聊得很起勁，當她起身離開後不久，我一轉頭卻覺得一陣暈眩，差一點就不支倒地了。於是我就讓自己躺下來之後，飲用了一杯松葉汁。然後在睡覺前又喝了一杯。

結果這種不舒服的感覺在隔天起床後就完全消失不見了。在我還沒飲用松葉汁前，即使

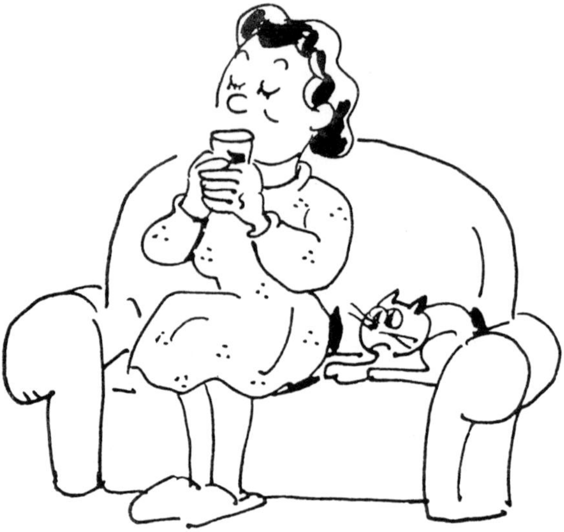

是吃了醫院給的藥，兩、三天下來還是覺得頭暈目眩的，而現在多虧是松葉汁的神奇療效才讓我得以從病痛中解脫出來。

另外在五、六年前我曾得過糖尿病，但靠著治療及飲食療法終於在三年前讓血糖降到了標準範圍內。

不過由於去年七月及十一月間的膝蓋疼痛，在久無運動之下又肥胖了起來，所以又在尿中檢查出有糖的含量了。

這回由於我無法認真配合，所以連飲食療法也無法付諸實行。所以我就選擇簡單方便的松葉汁來飲用。就在飲用了一個月後再做檢查時，尿中已經幾乎都沒有糖的存在了。

大約在三年前我的妹妹（六十四歲）由於頸骨異常所造成的暈眩，所以經常得去整形外科做醫學治療。雖然在這之後病情略有好轉，但還是會偶而發作。

比如她說到美容院仰著臉洗頭時，如果在洗完後沒有馬上將她扶起來，她就會覺得頭好像變得很重，而且非常難過。

有一天她把頭靠在枕頭上一副心神不定的樣子，於是我就讓她喝下了一杯松葉汁。那天只喝了兩次，卻沒想到一夜之間就治好了她的病。

因為這樣所以從此以後她每天一定都會服用兩次松葉汁來強健補身。

外子曾經得過氣喘，所以每天早上都覺得有痰哽在喉嚨上或是一感冒就會不停地咳嗽。這些症狀也在服用松葉汁的期間裡明顯地改善了不少。

如果今後我沒有持續服用松葉汁的話，那麼我便無法確定頭暈現象是否能因此而停止。而且飲用松葉汁能使人神清氣爽，也不易罹患感冒，所以對我來說，它是最值得信賴的健康飲料。

■經驗五

治癒腦梗塞的後遺症——使四肢靈活

・西本時男(六十二歲)——石川縣金澤市

四年前我因腦梗塞而病倒住院，等我清醒後右手、右腳已呈痲痺現象無法動彈了。同時在言語表達方面也出現了很大的問題。比如說我看到時鐘，心裡明明知道它是什麼東西，可是卻講不出來或是會把一句話顛倒著講。

在那一星期內我都無法起身活動，手也抬不起來，只有指尖還能大致地動一下。如果就讓它這樣下去的話，病情是絕不可能會好轉的。於是我太太就每天從早到晚坐在病床上為我做手腳的復健。這樣的復健工作持續到我出院時，也只不過讓腳底恢復了一半的知覺，而整隻腳還是只能無力地垂在地上。

由於我和上原先生是在同一家醫院就診，偶而住院的時間會碰在一起，久而久之彼此也都成了好朋友。在他告訴我松葉汁的事後，我太太也跑去向他請教更詳細的內容及做法。

其實很久以前我就知道了松葉的實際用途。那是在我小學、初中的時候，由於我很愛跑步所以取得了田徑部的學藉。在初中時我就曾聽到別人說過吃松葉會強化心臟，所以每天早上我一到學校一定會去校園摘取一支松葉銜在口裡，然後邊嚼著走進教室。

這樣日積月累下來果真有了效果。首先是我參加馬拉松時，每次總是在六十名參賽者中排三、四名，再怎麼拼命跑也都無法拿到第一名。但就在我開始嚼食松葉的那次比賽中，連我自己都無法相信竟然能奪得第一。

由於這樣一個切身的經驗，所以我一直都很積極地在飲用松葉汁。另外的一次實際效果則出現在我飲用後的第三年，當時我已能用手指按下通風扇的開關，而且也能流利地和他人對談及寫字。

如果飲用松葉汁的同時也能做復健的話，我想會更具醫療效果。至今算是我病倒後的第四年，康復的情形雖說不上是百分之百，但至少我的握力已經明顯地從零升至三十公斤了。

一年半前，我的情形已好轉到可以慢跑和捲起釣竿線軸的程度了。現在每天我都到金澤港釣魚，把釣竹筴魚、沙丁魚等等也當做是復健工作之一。值得一提的是最近我的力氣已經能夠一次撈上十隻沙丁魚了。

除了釣魚外，我每天還會利用福利設施的復健器材來做體能訓練。現在我也常常建議那些同在一起做復健的朋友們服用松葉汁。尤其是對新加入的伙伴，我更是會積極地推薦這種健康飲料。

■經驗六

松葉汁使思緒集中

・阪東刀水子（三十四歲）——東京都練馬區・自由作家

如果我說喝松葉汁能使人變聰明，你會相信嗎？想必你也會覺得很不可思議吧！像我服用松葉汁雖不到兩個月，但卻已能在身上看出松葉的神奇效果了。

我開始喝松葉汁的那一陣子剛好是我日夜趕稿最忙碌的時候。

但是寫作並不是件簡單的事，尤其對我這種雜務多的人來說一天頂多只能寫十五張四百字的稿紙。如果寫到二十張的話，那就勢必會影響到隔天的作息。不過這一、兩個月卻意外地進展得非常順利。

起初我也沒有注意到有多大的改變，只是覺得頭腦變得異常地清醒，所以，就把握機會拼命地寫稿。像文筆順的時候甚至一天就能輕鬆地寫完三十張，而且注意力也比平常來得集中。常常我還在心裡想著大概過了十五分鐘了吧？結果一看錶竟然已經過了一個小時。因為使用文字處理機的關係，所以在頭腦清晰時都會想多寫一點。

可是往往都因長時間接觸鍵盤造成手、腕及肩膀太過疲勞而不得不中止。現在即使是要熬夜寫稿，我也不會覺得厭煩，不過這倒不是因為興奮而睡不著的關係，而應該算是松葉的醒腦功用之一吧！

而松葉並不只是對腦部有清醒效用。像我也不知道是命中就注定非得要坐著工作，或是骨盆有問題，總之就是會常常腰痛。只要在文字處理機前坐一個小時就覺得腰部附近有種微弱的脹痛，即使是躺下一會兒若不用手貼著腰也會很難受。但不管多難過我就是不會趴在床上唸書或寫稿。

我的另一個老毛病就是每當長時間俯在桌前時，就會有暈眩、噁心及頭痛的併發症狀，這可能也算是種職業病吧！在兩、三年前我還以為是自己得了腦腫瘤才會這樣，結果證明是輕微的頸椎側歪所造成的。

醫生告訴我說要放棄寫作，不過對我來說這可算是最冷酷無情的一個建議。也就是說只要我繼續寫作就不可能會治癒，所以他也沒有給我任何服用的藥。之後每次發作時我還是會給醫生看但還是治不好，甚至還在去年夏天白費了兩個星期做治療。

不過自從我服用松葉汁後就不曾再發生過腰痛的現象。更不可思議的是現在不管我坐多久腰都不會再有脹痛的感覺了。儘管我每天都閉門不出關在家裡寫稿而造成運動不足，只要服用松葉汁，我想一定就能確保身體無恙。

又有一次我覺得它將要發作，於是在情急之下飲用了松葉汁，結果在短短幾小時內又平息了下來，這種絕對不可能發生的事，竟應驗在我身上。

另外它還能治癒便秘，即使省了一頓飯沒吃體能也不會有所損失。而我以前因維他命不足而引起的口腔炎，現在也都完全康復了。

原本我是個沒常性，容易對事情感到厭煩的人，不管是運動也好，嗜好也罷，從沒能持之以恆過。但這次卻對松葉汁情有獨鍾，每天非得固定飲用兩次不可。

■經驗七

松葉汁治癒高血壓

・小林澄江（五十一歲）——埼玉縣大里郡・毛皮製造業

我在四十五歲那年得了高血壓。記得有一次血壓驟升到兩百，連站立都十分困難，於是就被送到了醫院做治療。從那天起我便和藥物結下了不解之緣。但是，我又擔心藥物的副作用，深怕這輩子都必須靠它才能生存下去。

因此我嚐試了一些有益於高血壓的東西。

首先是服用了一年的桑樹根，後來又聽說柿子的葉也可用來降血壓，所以又把它拿來泡茶飲用了一年，但是絲毫沒有任何幫助。

最近三年來，我把乾燥後的蕺菜剁碎磨成汁來飲用，但是這種蕺葉只有六月初首開的花才有醫療效果，因此也只能在那段期間內大量採來飲用。

不過蕺菜的確是能改善身體狀況，但是它並無降血壓的功用，因此我的血壓還是維持在一百六十至九十八之間。

就在我用盡任何方法使血壓下降的同時，我在電視上看到了有關松葉汁的消息。因此我馬上前往拜訪住在金澤的上原先生，請他教我詳細的做法，一到家後我就馬上做來飲用。

在這樣一天一、兩回的繼續服用下，三個月後竟讓原本高居不下的血壓有漸趨緩和下降的趨勢。而和我一樣原本血壓偏高的外子，也在服用後而有好轉。我們兩個都很高興覺得還是只有松葉最適合做降壓良藥。

就在血壓下降的同時，困擾我達一年半之久的手部痲痹也跟著不藥而癒。

至今我已服用了半年的松葉汁，血壓也分別固定在一百四十五至八十之間，而原本每天服用二次的藥已減少至一次的量了。

目前外子和我的血壓都很穩定，身體狀況也不錯。於是我們便建議一些鄰居及朋友們也來試試松葉汁。在這樣的大力推薦下現在大概有三十個人在服用，同時也順利地介紹了二十幾臺的研磨機給需要的朋友使用。

我這個人平常就很不喜歡做飯，但是卻可以為了做松葉汁而把所有的事都暫時拋開。由此看來松葉汁的確是有其過人的魅力存在了。

■經驗八——

減輕十五公斤後的絕佳身體狀況

・塚田進（四十七歲）——石川縣金澤市・上班族

自從松葉汁成了金澤市的熱門話題以來，每天都有許多人把它當做飲料般來服用。在一次偶然的機會裡我受朋友之託去向上原先生請教其做法，但我自己卻沒有勇氣嚐試，只是把它當做是朋友委託的一項任務罷了。

但是就在八個月前，聽了許多傳聞後，我開始也有些心動了，而且據說它是有益於健康的飲料，所以更激發了我內心的好奇。

尤其當時我覺得自己一百七十三公分的身高配上八十公斤的體重的確是有點胖，如果不加以遏止的話，可能將來會更加嚴重，所以從隔天我就開始飲用松葉汁。

這樣每天早晚各喝一次，我發現身體健康多了，而以前因為要工作常常會有精神不濟、睡眠不足的現象發生，現在也改善了許多，而且往往都能睡得安穩一覺到天亮。

由於體能狀況一改善，就想做運動來減肥，於是我就每天到健康中心花三個小時騎腳踏車，然後再慢跑三十分鐘。結果在八個月內減了十五公斤。像以前只要一打高爾夫就會覺得很累，而在最近不論精神、體力方面都有了相當的進步。

因為松葉汁能祛除人們運動時的疲勞，所以我覺得它是最適合的減肥飲料，不知你認為如何？

松葉汁雖談不上能醫治百病，但是至少它教會了我如何去注意改善自己的身體達到健康的目標。

■經驗九

松葉汁改善體質

・田近惠子（五十五歲）——長野縣松本市

從以前開始我便對一些維他命之類的藥物及健康食品很感興趣。但我總覺得自己的身體狀況並不是很好，老是感覺提不起勁來。

因此在我知道松葉汁的消息後，我馬上就付諸行動開始飲用。

大概喝了三個月吧，身體的確有些許改變，不僅倦怠感消失了，也比以前更有活力了。

而最近因為我常摘家裡庭院的松葉來榨汁飲用，所以松樹都快變禿了，不得已只好暫時停止一陣子，改由簡便的藥片來替代松葉汁。

至今我雖嚐試過各式各樣的藥品，但還是覺得只有松葉最具可靠效用。

松葉汁的做法（一人份）

・**松葉**——十公克（大致以單手能握住的一把份量為主）。

由於生長在室外的松葉並不十分地乾淨，所以請你在用洗潔精搓洗後，再把它放在水流下仔細沖洗一遍。當然最好是能使用新鮮的松葉，除此之外，只要不是枯萎變色的松葉都可以。在品種選擇方面，紅松與黑松並沒有多大差別。

・**檸檬**——四分之一個（必需剝皮使用）。

・**水**——一百五十至兩百西西（冬天飲用時如果覺得冰涼無法入口，也可用溫水）。

將這些材料放入研磨機後接通開關，大約只需三十至四十秒即可磨成松葉汁。再把松葉汁用網孔密的茶葉濾網過濾一次，加入約一茶匙的蜂蜜即可完成。而本身有糖尿病需控制糖分的患者及不喜歡甜味的人也可以不加蜂蜜飲用。

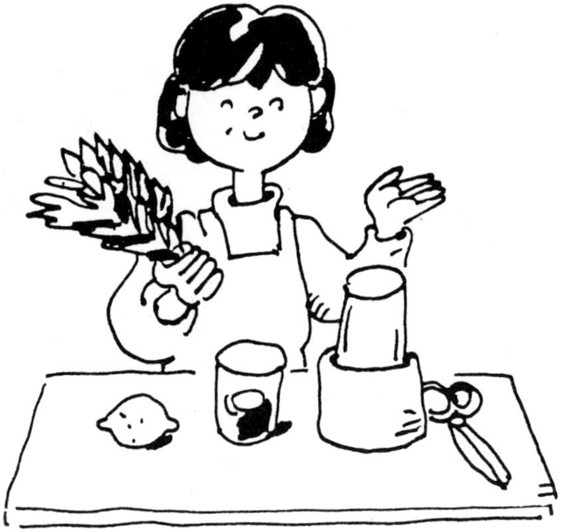

一天飲用兩回左右，任何時間皆可。即使在服用其他藥物也不受其影響。

如果做好的話請務必在兩小時內喝完，避免將它放在冰箱內保存冷藏。因為如此一來松葉汁會變質而減低其效果。

還有水和松葉精會有分離的現象，這時可先搖一搖後再飲用。

松葉的保存方法

把松葉放入黑色的塑膠袋中置於陰暗處，這樣就可維持兩、三個月。而若要讓它可以耐久的話，就絕對不可將它置於陽光照射之處。袋口不必密封，可以打開一點通風。

研磨機的選購方法

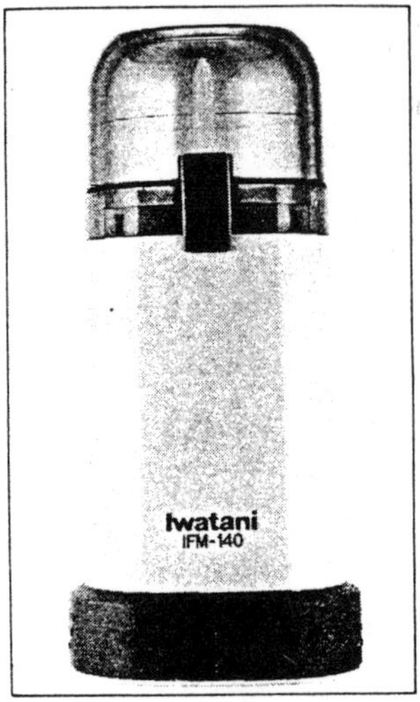

研磨機

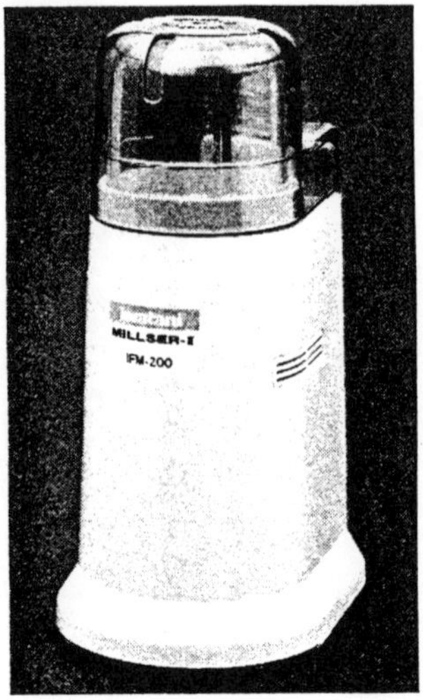

研磨機 II

（標準價格）

實體一套	10,800日圓
任選組件 大型容器	2,000日圓
替換刃	1,500日圓

（消費稅別）

（標準價格）

實體一套	15,000日圓
大型容器	2,500日圓
動力功率容器	9,000日圓

（消費稅別）

☆經辦處

請洽全國有名百貨店

岩谷提昇生活品質股份公司 ☎ 03-3555-1451

後記

在漫長的人生旅程中，你可能會常常面對許多不同的抉擇。有人因為做了這個選擇而後悔不已，感慨時不我予；也有人因為做了那個選擇而避開了災難，幸運地逃過一劫。

我常常在回想著如果當初我沒有看到那則中國藥草展的廣告時，今天不知會怎樣的結局？也許早就把外子勸死了也不一定。

每每想到這條崎嶇難行的求醫過程，就不免覺得心驚膽顫的。

還好我並沒有選擇死亡這條路，而能勇敢地面對現實。如今我們夫婦倆不僅找回了以前的歡笑，還因為松葉汁結識了不少朋友，並且讓它成為有益於大家身心的健康食品，這是多麼值得慶幸的一件事啊！

那天在電視上的演出至今還深刻地印在我腦裡。緊接而來的電話攻勢更讓我再次體會到那些為病所苦的人內心的掙扎與矛盾。

就像我在本文中所提及的「健康」，我認為那是每個人在既定的一生中最有意義且須努力追求的一個基本。不管今天你擁有多少能力或財富，如果失去了健康那就等於什麼也沒有了。

因此為了要提高生命的品質，就要把基礎牢牢地穩固好，而這個基礎至少也該能禁得起一點小挫折。這是我有感於外子從痴呆的病情中回復至正常的一段深刻體認。

當初我只是一心想要治好外子的病，卻沒想到這些事可以編輯成一本書發行。書的前半部是我們夫婦與病魔搏鬥的過程，後半部則寫了許多有關松葉的藥效及故事。我想若是讀者們能把它當做是一本學習如何增進健康的「參考書」，或是藉此能了解松葉的一部文獻來閱讀，那我就覺得相當榮幸了。

大展出版社有限公司
品冠文化出版社

圖書目錄

地址：台北市北投區（石牌）
致遠一路二段 12 巷 1 號
郵撥：01669551＜大展＞
19346241＜品冠＞

電話：(02) 28236031
28236033
28233123
傳真：(02) 28272069

・熱門新知・品冠編號 67

1.	圖解基因與 DNA	（精）	中原英臣主編	230 元
2.	圖解人體的神奇	（精）	米山公啟主編	230 元
3.	圖解腦與心的構造	（精）	永田和哉主編	230 元
4.	圖解科學的神奇	（精）	鳥海光弘主編	230 元
5.	圖解數學的神奇	（精）	柳 谷 晃著	250 元
6.	圖解基因操作	（精）	海老原充主編	230 元
7.	圖解後基因組	（精）	才園哲人著	230 元
8.	圖解再生醫療的構造與未來		才園哲人著	230 元
9.	圖解保護身體的免疫構造		才園哲人著	230 元
10.	90 分鐘了解尖端技術的結構		志村幸雄著	280 元

・名人選輯・品冠編號 671

1.	佛洛伊德	傅陽主編	200 元

・圍棋輕鬆學・品冠編號 68

1.	圍棋六日通	李曉佳編著	160 元
2.	布局的對策	吳玉林等編著	250 元
3.	定石的運用	吳玉林等編著	280 元

・象棋輕鬆學・品冠編號 69

1.	象棋開局精要	方長勤審校	280 元

・生活廣場・品冠編號 61

1.	366 天誕生星	李芳黛譯	280 元
2.	366 天誕生花與誕生石	李芳黛譯	280 元
3.	科學命相	淺野八郎著	220 元
4.	已知的他界科學	陳蒼杰譯	220 元
5.	開拓未來的他界科學	陳蒼杰譯	220 元
6.	世紀末變態心理犯罪檔案	沈永嘉譯	240 元

7. 366天開運年鑑	林廷宇編著	230元
8. 色彩學與你	野村順一著	230元
9. 科學手相	淺野八郎著	230元
10. 你也能成為戀愛高手	柯富陽編著	220元
11. 血型與十二星座	許淑瑛編著	230元
12. 動物測驗—人性現形	淺野八郎著	200元
13. 愛情、幸福完全自測	淺野八郎著	200元
14. 輕鬆攻佔女性	趙奕世編著	230元
15. 解讀命運密碼	郭宗德著	200元
16. 由客家了解亞洲	高木桂藏著	220元

・女醫師系列・品冠編號 62

1. 子宮內膜症	國府田清子著	200元
2. 子宮肌瘤	黑島淳子著	200元
3. 上班女性的壓力症候群	池下育子著	200元
4. 漏尿、尿失禁	中田真木著	200元
5. 高齡生產	大鷹美子著	200元
6. 子宮癌	上坊敏子著	200元
7. 避孕	早乙女智子著	200元
8. 不孕症	中村春根著	200元
9. 生理痛與生理不順	堀口雅子著	200元
10. 更年期	野末悅子著	200元

・傳統民俗療法・品冠編號 63

1. 神奇刀療法	潘文雄著	200元
2. 神奇拍打療法	安在峰著	200元
3. 神奇拔罐療法	安在峰著	200元
4. 神奇艾灸療法	安在峰著	200元
5. 神奇貼敷療法	安在峰著	200元
6. 神奇薰洗療法	安在峰著	200元
7. 神奇耳穴療法	安在峰著	200元
8. 神奇指針療法	安在峰著	200元
9. 神奇藥酒療法	安在峰著	200元
10. 神奇藥茶療法	安在峰著	200元
11. 神奇推拿療法	張貴荷著	200元
12. 神奇止痛療法	漆 浩 著	200元
13. 神奇天然藥食物療法	李琳編著	200元
14. 神奇新穴療法	吳德華編著	200元
15. 神奇小針刀療法	韋丹主編	200元

・常見病藥膳調養叢書・品冠編號 631

1. 脂肪肝四季飲食	蕭守貴著	200 元
2. 高血壓四季飲食	秦玖剛著	200 元
3. 慢性腎炎四季飲食	魏從強著	200 元
4. 高脂血症四季飲食	薛輝著	200 元
5. 慢性胃炎四季飲食	馬秉祥著	200 元
6. 糖尿病四季飲食	王耀獻著	200 元
7. 癌症四季飲食	李忠著	200 元
8. 痛風四季飲食	魯焰主編	200 元
9. 肝炎四季飲食	王虹等著	200 元
10. 肥胖症四季飲食	李偉等著	200 元
11. 膽囊炎、膽石症四季飲食	謝春娥著	200 元

・彩色圖解保健・品冠編號 64

1. 瘦身	主婦之友社	300 元
2. 腰痛	主婦之友社	300 元
3. 肩膀痠痛	主婦之友社	300 元
4. 腰、膝、腳的疼痛	主婦之友社	300 元
5. 壓力、精神疲勞	主婦之友社	300 元
6. 眼睛疲勞、視力減退	主婦之友社	300 元

・休閒保健叢書・品冠編號 641

1. 瘦身保健按摩術	聞慶漢主編	200 元
2. 顏面美容保健按摩術	聞慶漢主編	200 元

・心 想 事 成・品冠編號 65

1. 魔法愛情點心	結城莫拉著	120 元
2. 可愛手工飾品	結城莫拉著	120 元
3. 可愛打扮 & 髮型	結城莫拉著	120 元
4. 撲克牌算命	結城莫拉著	120 元

・少 年 偵 探・品冠編號 66

1. 怪盜二十面相	（精）	江戶川亂步著	特價 189 元
2. 少年偵探團	（精）	江戶川亂步著	特價 189 元
3. 妖怪博士	（精）	江戶川亂步著	特價 189 元
4. 大金塊	（精）	江戶川亂步著	特價 230 元
5. 青銅魔人	（精）	江戶川亂步著	特價 230 元
6. 地底魔術王	（精）	江戶川亂步著	特價 230 元
7. 透明怪人	（精）	江戶川亂步著	特價 230 元

8.	怪人四十面相	（精）	江戶川亂步著	特價 230 元
9.	宇宙怪人	（精）	江戶川亂步著	特價 230 元
10.	恐怖的鐵塔王國	（精）	江戶川亂步著	特價 230 元
11.	灰色巨人	（精）	江戶川亂步著	特價 230 元
12.	海底魔術師	（精）	江戶川亂步著	特價 230 元
13.	黃金豹	（精）	江戶川亂步著	特價 230 元
14.	魔法博士	（精）	江戶川亂步著	特價 230 元
15.	馬戲怪人	（精）	江戶川亂步著	特價 230 元
16.	魔人銅鑼	（精）	江戶川亂步著	特價 230 元
17.	魔法人偶	（精）	江戶川亂步著	特價 230 元
18.	奇面城的秘密	（精）	江戶川亂步著	特價 230 元
19.	夜光人	（精）	江戶川亂步著	特價 230 元
20.	塔上的魔術師	（精）	江戶川亂步著	特價 230 元
21.	鐵人Ｑ	（精）	江戶川亂步著	特價 230 元
22.	假面恐怖王	（精）	江戶川亂步著	特價 230 元
23.	電人Ｍ	（精）	江戶川亂步著	特價 230 元
24.	二十面相的詛咒	（精）	江戶川亂步著	特價 230 元
25.	飛天二十面相	（精）	江戶川亂步著	特價 230 元
26.	黃金怪獸	（精）	江戶川亂步著	特價 230 元

·武　術　特　輯·大展編號 10

1.	陳式太極拳入門	馮志強編著	180 元
2.	武式太極拳	郝少如編著	200 元
3.	中國跆拳道實戰 100 例	岳維傳著	220 元
4.	教門長拳	蕭京凌編著	150 元
5.	跆拳道	蕭京凌編譯	180 元
6.	正傳合氣道	程曉鈴譯	200 元
7.	實用雙節棍	吳志勇編著	200 元
8.	格鬥空手道	鄭旭旭編著	200 元
9.	實用跆拳道	陳國榮編著	200 元
10.	武術初學指南	李文英、解守德編著	250 元
11.	泰國拳	陳國榮著	180 元
12.	中國式摔跤	黃　斌編著	180 元
13.	太極劍入門	李德印編著	180 元
14.	太極拳運動	運動司編	250 元
15.	太極拳譜	清·王宗岳等著	280 元
16.	散手初學	冷　峰編著	200 元
17.	南拳	朱瑞琪編著	180 元
18.	吳式太極劍	王培生著	200 元
19.	太極拳健身與技擊	王培生著	250 元
20.	秘傳武當八卦掌	狄兆龍著	250 元
21.	太極拳論譚	沈　壽著	250 元
22.	陳式太極拳技擊法	馬　虹著	250 元

23. 二十四式/三十二式 太極 拳/劍	闞桂香著	180 元
24. 楊式秘傳 129 式太極長拳	張楚全著	280 元
25. 楊式太極拳架詳解	林炳堯著	280 元
26. 華佗五禽劍	劉時榮著	180 元
27. 太極拳基礎講座：基本功與簡化 24 式	李德印著	250 元
28. 武式太極拳精華	薛乃印著	200 元
29. 陳式太極拳拳理闡微	馬　虹著	350 元
30. 陳式太極拳體用全書	馬　虹著	400 元
31. 張三豐太極拳	陳占奎著	200 元
32. 中國太極推手	張　山主編	300 元
33. 48 式太極拳入門	門惠豐編著	220 元
34. 太極拳奇人奇功	嚴翰秀編著	250 元
35. 心意門秘籍	李新民編著	220 元
36. 三才門乾坤戊己功	王培生編著	220 元
37. 武式太極劍精華＋VCD	薛乃印編著	350 元
38. 楊式太極拳	傅鐘文演述	200 元
39. 陳式太極拳、劍 36 式	闞桂香編著	250 元
40. 正宗武式太極拳	薛乃印著	220 元
41. 杜元化＜太極拳正宗＞考析	王海洲等著	300 元
42. ＜珍貴版＞陳式太極拳	沈家楨著	280 元
43. 24 式太極拳＋VCD	中國國家體育總局著	350 元
44. 太極推手絕技	安在峰編著	250 元
45. 孫祿堂武學錄	孫祿堂著	300 元
46. ＜珍貴本＞陳式太極拳精選	馮志強著	280 元
47. 武當趙堡太極拳小架	鄭悟清傳授	250 元
48. 太極拳習練知識問答	邱丕相主編	220 元
49. 八法拳 八法槍	武世俊著	220 元
50. 地趟拳＋VCD	張憲政著	350 元
51. 四十八式太極拳＋DVD	楊　靜演示	400 元
52. 三十二式太極劍＋VCD	楊　靜演示	300 元
53. 隨曲就伸 中國太極拳名家對話錄	余功保著	300 元
54. 陳式太極拳五功八法十三勢	闞桂香著	200 元
55. 六合螳螂拳	劉敬儒等著	280 元
56. 古本新探華佗五禽戲	劉時榮編著	180 元
57. 陳式太極拳養生功＋VCD	陳正雷著	350 元
58. 中國循經太極拳二十四式教程	李兆生著	300 元
59. ＜珍貴本＞太極拳研究	唐豪・顧留馨著	250 元
60. 武當三豐太極拳	劉嗣傳著	300 元
61. 楊式太極拳體用圖解	崔仲三編著	400 元
62. 太極十三刀	張耀忠編著	230 元
63. 和式太極拳譜＋VCD	和有祿編著	450 元
64. 太極內功養生術	關永年著	300 元
65. 養生太極推手	黃康輝編著	280 元
66. 太極推手祕傳	安在峰編著	300 元

67. 楊少侯太極拳用架真詮	李璉編著	280 元
68. 細說陰陽相濟的太極拳	林冠澄著	350 元
69. 太極內功解祕	祝大彤編著	280 元
70. 簡易太極拳健身功	王建華著	180 元
71. 楊氏太極拳真傳	趙斌等著	380 元
72. 李子鳴傳梁式直趟八卦六十四散手掌	張全亮編著	200 元
73. 炮捶 陳式太極拳第二路	顧留馨著	330 元
74. 太極推手技擊傳真	王鳳鳴編著	300 元
75. 傳統五十八式太極劍	張楚全編著	200 元
76. 新編太極拳對練	曾乃梁編著	280 元
77. 意拳拳學	王薌齋創始	280 元
78. 心意拳練功竅要	馬琳璋著	300 元
79. 形意拳搏擊的理與法	買正虎編著	300 元
80. 拳道功法學	李玉柱編著	300 元
81. 精編陳式太極拳拳劍刀	武世俊編著	300 元
82. 現代散打	梁亞東編著	200 元
83. 形意拳械精解（上）	邸國勇編著	480 元
84. 形意拳械精解（下）	邸國勇編著	480 元

・彩色圖解太極武術・大展編號 102

1. 太極功夫扇	李德印編著	220 元
2. 武當太極劍	李德印編著	220 元
3. 楊式太極劍	李德印編著	220 元
4. 楊式太極刀	王志遠著	220 元
5. 二十四式太極拳（楊式）＋VCD	李德印編著	350 元
6. 三十二式太極劍（楊式）＋VCD	李德印編著	350 元
7. 四十二式太極劍＋VCD	李德印編著	350 元
8. 四十二式太極拳＋VCD	李德印編著	350 元
9. 16 式太極拳 18 式太極劍＋VCD	崔仲三著	350 元
10. 楊氏 28 式太極拳＋VCD	趙幼斌著	350 元
11. 楊式太極拳 40 式＋VCD	宗維潔編著	350 元
12. 陳式太極拳 56 式＋VCD	黃康輝等著	350 元
13. 吳式太極拳 45 式＋VCD	宗維潔編著	350 元
14. 精簡陳式太極拳 8 式、16 式	黃康輝編著	220 元
15. 精簡吳式太極拳<36 式拳架・推手>	柳恩久主編	220 元
16. 夕陽美功夫扇	李德印著	220 元
17. 綜合 48 式太極拳＋VCD	竺玉明編著	350 元
18. 32 式太極拳（四段）	宗維潔演示	220 元
19. 楊氏 37 式太極拳＋VCD	趙幼斌著	350 元
20. 楊氏 51 式太極劍＋VCD	趙幼斌著	350 元

・國際武術競賽套路・大展編號 103

1. 長拳	李巧玲執筆	220 元
2. 劍術	程慧琨執筆	220 元
3. 刀術	劉同為執筆	220 元
4. 槍術	張躍寧執筆	220 元
5. 棍術	殷玉柱執筆	220 元

・簡化太極拳・大展編號 104

1. 陳式太極拳十三式	陳正雷編著	200 元
2. 楊式太極拳十三式	楊振鐸編著	200 元
3. 吳式太極拳十三式	李秉慈編著	200 元
4. 武式太極拳十三式	喬松茂編著	200 元
5. 孫式太極拳十三式	孫劍雲編著	200 元
6. 趙堡太極拳十三式	王海洲編著	200 元

・導引養生功・大展編號 105

1. 疏筋壯骨功＋VCD	張廣德著	350 元
2. 導引保建功＋VCD	張廣德著	350 元
3. 頤身九段錦＋VCD	張廣德著	350 元
4. 九九還童功＋VCD	張廣德著	350 元
5. 舒心平血功＋VCD	張廣德著	350 元
6. 益氣養肺功＋VCD	張廣德著	350 元
7. 養生太極扇＋VCD	張廣德著	350 元
8. 養生太極棒＋VCD	張廣德著	350 元
9. 導引養生形體詩韻＋VCD	張廣德著	350 元
10. 四十九式經絡動功＋VCD	張廣德著	350 元

・中國當代太極拳名家名著・大展編號 106

1. 李德印太極拳規範教程	李德印著	550 元
2. 王培生吳式太極拳詮真	王培生著	500 元
3. 喬松茂武式太極拳詮真	喬松茂著	450 元
4. 孫劍雲孫式太極拳詮真	孫劍雲著	350 元
5. 王海洲趙堡太極拳詮真	王海洲著	500 元
6. 鄭琛太極拳道詮真	鄭琛著	450 元
7. 沈壽太極拳文集	沈壽著	630 元

・古代健身功法・大展編號 107

1. 練功十八法　蕭凌編著　200 元
2. 十段錦運動　劉時榮編著　180 元
3. 二十八式長壽健身操　劉時榮著　180 元
4. 三十二式太極雙扇　劉時榮著　160 元

・太極跤・大展編號 108

1. 太極防身術　郭慎著　300 元
2. 擒拿術　郭慎著　280 元
3. 中國式摔角　郭慎著　350 元

・原地太極拳系列・大展編號 11

1. 原地綜合太極拳 24 式　胡啟賢創編　220 元
2. 原地活步太極拳 42 式　胡啟賢創編　200 元
3. 原地簡化太極拳 24 式　胡啟賢創編　200 元
4. 原地太極拳 12 式　胡啟賢創編　200 元
5. 原地青少年太極拳 22 式　胡啟賢創編　220 元

・名師出高徒・大展編號 111

1. 武術基本功與基本動作　劉玉萍編著　200 元
2. 長拳入門與精進　吳彬等著　220 元
3. 劍術刀術入門與精進　楊柏龍等著　220 元
4. 棍術、槍術入門與精進　邱丕相編著　220 元
5. 南拳入門與精進　朱瑞琪編著　220 元
6. 散手入門與精進　張山等著　220 元
7. 太極拳入門與精進　李德印編著　280 元
8. 太極推手入門與精進　田金龍編著　220 元

・實用武術技擊・大展編號 112

1. 實用自衛拳法　溫佐惠著　250 元
2. 搏擊術精選　陳清山等著　220 元
3. 秘傳防身絕技　程崑彬著　230 元
4. 振藩截拳道入門　陳琦平著　220 元
5. 實用擒拿法　韓建中著　220 元
6. 擒拿反擒拿 88 法　韓建中著　250 元
7. 武當秘門技擊術入門篇　高翔著　250 元
8. 武當秘門技擊術絕技篇　高翔著　250 元
9. 太極拳實用技擊法　武世俊著　220 元
10. 奪凶器基本技法　韓建中著　220 元

11. 峨眉拳實用技擊法	吳信良著	300 元
12. 武當拳法實用制敵術	賀春林主編	300 元
13. 詠春拳速成搏擊術訓練	魏峰編著	元
14. 詠春拳高級格鬥訓練	魏峰編著	元

・中國武術規定套路・大展編號 113

1. 螳螂拳	中國武術系列	300 元
2. 劈掛拳	規定套路編寫組	300 元
3. 八極拳	國家體育總局	250 元
4. 木蘭拳	國家體育總局	230 元

・中華傳統武術・大展編號 114

1. 中華古今兵械圖考	裴錫榮主編	280 元
2. 武當劍	陳湘陵編著	200 元
3. 梁派八卦掌（老八掌）	李子鳴遺著	220 元
4. 少林 72 藝與武當 36 功	裴錫榮主編	230 元
5. 三十六把擒拿	佐藤金兵衛主編	200 元
6. 武當太極拳與盤手 20 法	裴錫榮主編	220 元
7. 錦八手拳學	楊永著	280 元
8. 自然門功夫精義	陳懷信編著	500 元
9. 八極拳珍傳	王世泉著	330 元
10. 通臂二十四勢	郭瑞祥主編	280 元

・少 林 功 夫・大展編號 115

1. 少林打擂秘訣	德虔、素法編著	300 元
2. 少林三大名拳 炮拳、大洪拳、六合拳	門惠豐等著	200 元
3. 少林三絕 氣功、點穴、擒拿	德虔編著	300 元
4. 少林怪兵器秘傳	素法等著	250 元
5. 少林護身暗器秘傳	素法等著	220 元
6. 少林金剛硬氣功	楊維編著	250 元
7. 少林棍法大全	德虔、素法編著	250 元
8. 少林看家拳	德虔、素法編著	250 元
9. 少林正宗七十二藝	德虔、素法編著	280 元
10. 少林瘋魔棍闡宗	馬德著	250 元
11. 少林正宗太祖拳法	高翔著	280 元
12. 少林拳技擊入門	劉世君編著	220 元
13. 少林十路鎮山拳	吳景川主編	300 元
14. 少林氣功祕集	釋德虔編著	220 元
15. 少林十大武藝	吳景川主編	450 元
16. 少林飛龍拳	劉世君著	200 元
17. 少林武術理論	徐勤燕等著	200 元

國家圖書館出版品預行編目資料

松葉汁健康飲料／陳麗芬編譯
－初版－臺北市，大展，民 85
面；21 公分－ 2版（元氣系列；10）
ISBN 978-957-557-406-2（平裝）
1. 食物治療 2. 飲料

418.914 82008000

松葉汁健康飲料

ISBN-13:978-957-557-406-2
ISBN-10:957-557-406-2

編 譯 者／陳 麗 芬
發 行 人／蔡 森 明
出 版 者／大展出版社有限公司
社 址／台北市北投區（石牌）致遠一路 2 段 12 巷 1 號
電 話／(02) 28236031・28236033・28233123
傳 真／(02) 28272069
郵政劃撥／01669551
網 址／www.dah-jaan.com.tw
E-mail／service@dah-jaan.com.tw
登 記 證／局版臺業字第 2171 號
承 印 者／高星印刷品行
裝 訂／建鑫印刷裝訂有限公司
排 版 者／千兵企業有限公司
初版 1 刷／1993 年（民 82 年）11 月
2 版 1 刷／2006 年（民 95 年）12 月 定價／150 元

大展好書　好書大展
品嘗好書　冠群可期

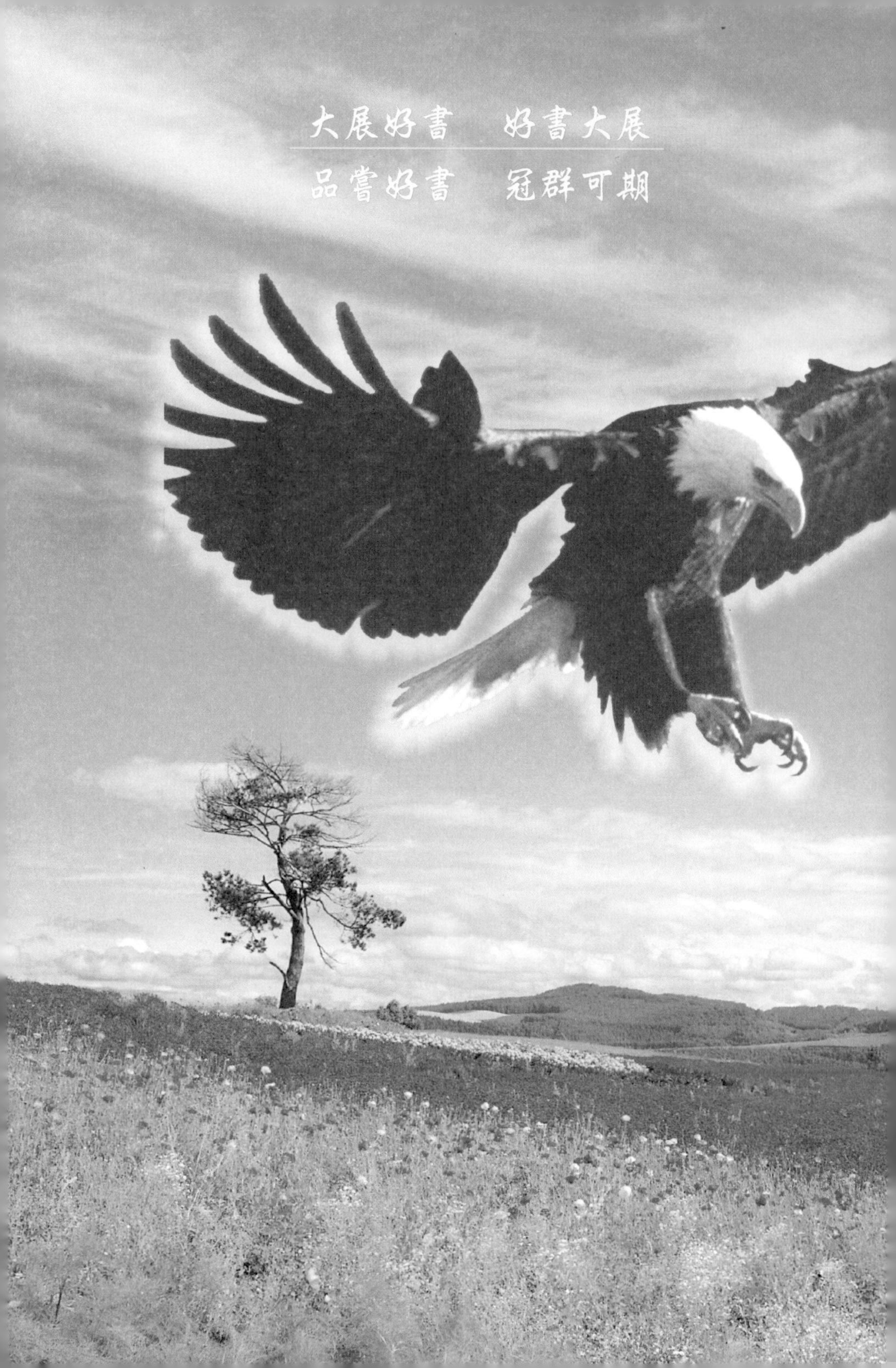
大展好書　好書大展
品嘗好書　冠群可期